AMRA

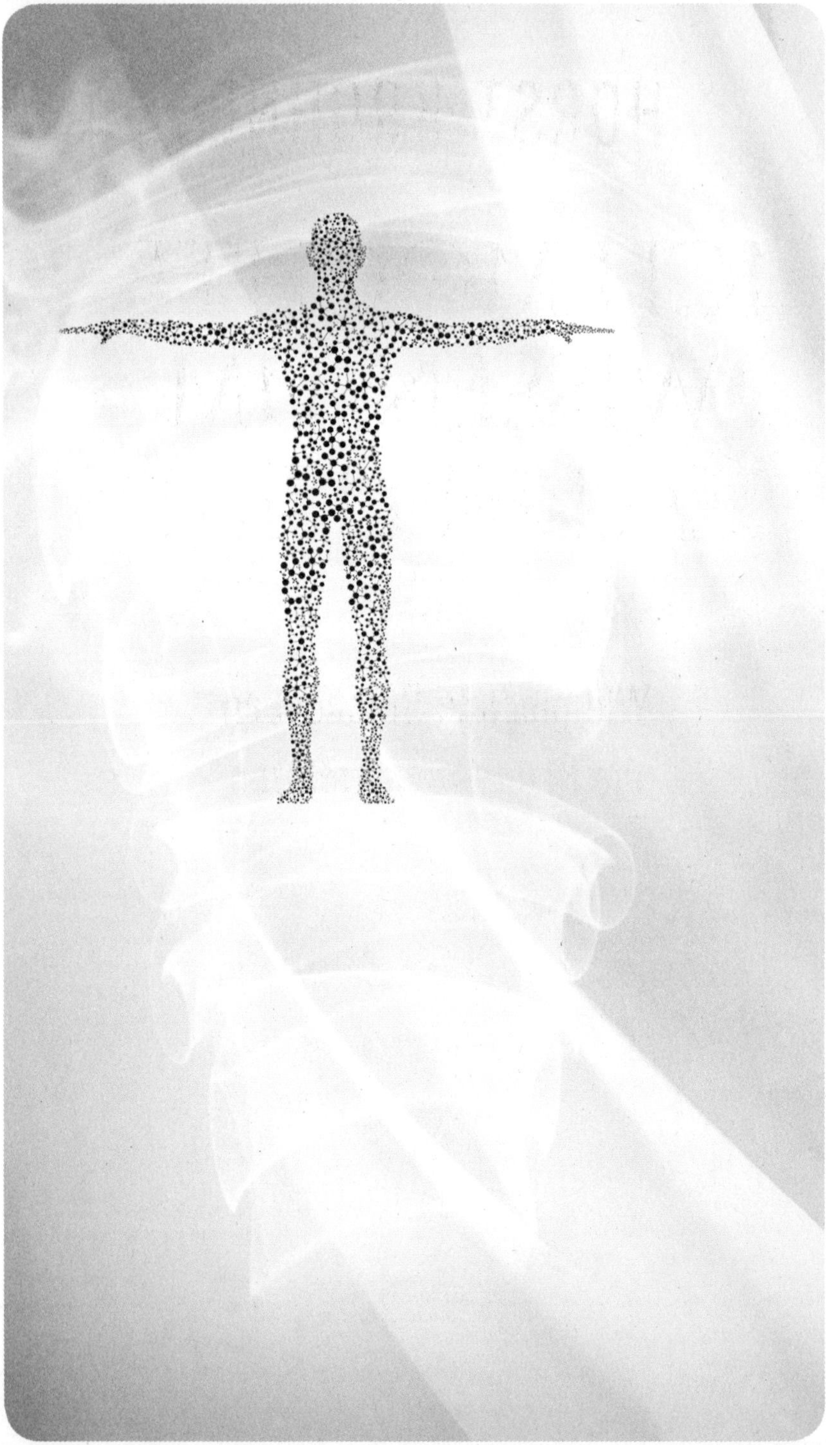

HORST KROHNE

ICH MÖCHTE WISSEN, UM ZU HELFEN!

Wie mediale Durchgaben die Heilung unterstützen

AMRA

Besuchen Sie uns im Internet:
www.AmraVerlag.de

Ihre 80-Minuten-Gratis-CD erwartet Sie.
Unser Geschenk an Sie … einfach anfordern!

2. Auflage

Eine Originalausgabe im AMRA Verlag
Auf der Reitbahn 8, D-63452 Hanau
Hotline: + 49 (0) 61 81 – 18 93 92
Kontakt: Info@AmraVerlag.de

Herausgeber & Lektor	Michael Nagula
Textbearbeitung	Thomas Görden
Einbandgestaltung	Guter Punkt
Layout & Satz	Birgit Letsch
Druck	Tschechien

ISBN Printausgabe 978-3-95447-442-4
ISBN eBook 978-3-95447-443-1

Von Horst Krohne ist sonst noch bei AMRA erhältlich:
Geistheilung – Dialog mit der Seele. Überarbeitete Neuausgabe
Neue Sicht des Geistigen Heilens. Neuausgabe. Doppelter Umfang
Geistheilung ist ansteckende Gesundheit. Fakten, Fälle, Hintergründe
Die Geistige Schöpfung des Lebens. Botschaften zur Entstehung der Welt
Die Zwölf Programme des Bewusstseins. Geistiges Heilen und Lebenssinn
Geheimnis Lebenskalender. Heilen mit dem Gedächtnis des Energiekörpers
Die Zwölf Dimensionen des Lebens. Wie unser Bewusstsein aufgebaut ist
Hausbuch der Geistheilung. Hilfe im Alltag und bei chronischen Leiden

Inhalt

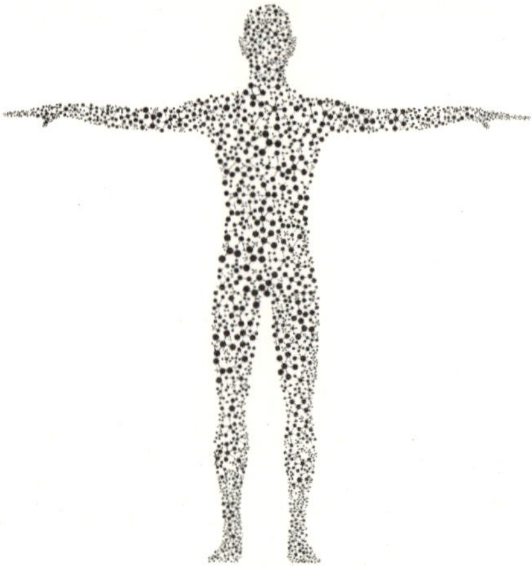

»Für all die Heiler, die sich mit so viel Liebe
und Engagement bemühen, der Öffentlichkeit
das Geistige Heilen näherzubringen.
Die Gesundwerdung unzähliger Kranker
ist die schönste Bestätigung für ihr
erfolgreiches Wirken.«

Vorwort

Sie haben hier ein Werk vorliegen, das im Grunde ein Gemeinschaftswerk ist, weil mein Wissen und meine Meinung, die ich an Sie weitergeben darf, ergänzt werden durch das Wissen und die Argumente anderer. Außerdem kommen auf den folgenden Seiten geistige Wesenheiten zu Wort, die mein Wirken als Geistheiler überhaupt erst ermöglichten und mich schon seit Jahren mit Rat und Tat bei meiner Heilarbeit unterstützen. Es besteht sogar ein großer Teil des Textes aus Durchsagen der Geistigen Welt.

Darin unterscheidet sich das vorliegende Buch von meinen früheren Büchern. Es handelt sich um einen Dialog mit geistigen Wesen, empfangen in tiefer Meditation und entstanden aus jahrelangen meditativen Übungen, mit dem Ziel, erworbenes Wissen zum Wohle anderer einzusetzen.

Alle Fragen an meine geistigen Helfer unterlege ich mit der Formel: »*Ich möchte wissen, um zu helfen!*« Diese Formel ist entstanden, weil ich herausgefunden habe, dass bloße Neugier wenig Antworten bringt. Liegt den Fragen aber das Motiv zugrunde, das empfangene Wissen zum Wohle anderer zu verwenden, werden die Antworten umfangreicher.

Einen meiner geistigen Helfer spreche ich mit Oskar an. Er ist mein Ratgeber in allen Bereichen des bioenergetischen und geistigen Heilens. Viele seiner so empfangenen Erkenntnisse über die Chakren, über Biomagnetismus und über die Zusammenhänge der verschiedenen Energiesysteme, die das Leben nutzt, verdanke ich seinen Durchsagen. Dieses Wissen, außersinnlich empfangen, in der Praxis mit bioenergetischen und geistigen Heilmethoden erprobt, floss in ein Lehrprogramm für Geistige Heilweisen in der von mir 1998 gegründeten Schule der Geistheilung nach Horst Krohne® ein. Es wurde zusätzlich in vielen Büchern veröffentlicht, die sie im Werkverzeichnis aufgeführt finden.

Neben Oskar, meinem Heil-Geistführer, erhielt ich zusätzlich Kontakt zu einem geistigen Wesen, das sich Lehmann nennt. Er ist eine wahre Fundgrube an Wissen über Schicksal, Karma, Reinkarnation und vor allen Dingen darüber, auf welche Weise die geistige Welt unsere physische und psychische Welt sowie die energetischen Lebensstrukturen berührt und beeinflusst.

In diesem Buch werden viele Fragen beantwortet, und es wird ein ganz anderer Blickwinkel auf unsere Welt eröffnet. Dank der empfangenen Durchsagen konnte ich vielen Menschen mit Rat und Tat helfen.

Daher hoffe ich, dass auch Sie als Leser hier Antworten finden auf Fragen, die für Sie noch unbeantwortet sind.

Ich grüße Sie von Herzen!

Ihr Horst Krohne

1 Geistige und materielle Intelligenz

Der Dialog mit meinen beiden Geistführern Oskar und Lehmann besteht nun schon mehr als dreißig Jahre, wobei der Kontakt mit Oskar sich ausschließlich auf das Heilen mit geistigen Kräften und die dabei entstehenden Fragen beschränkt. In einigen Fällen beantwortete Oskar Fragen, bei denen es nicht unmittelbar um Heilung ging, sondern auch darum, wie die durch menschliches Fehlverhalten und Unwissenheit entstandenen kleinen und großen Katastrophen vermieden oder wieder reguliert werden können. Der erste Kontakt zu Lehmann entstand, als ich an Oskar eine Frage stellte, die er nicht beantworten konnte.

Ich wollte wissen, wie der Einfluss der Planeten in den Sternzeichen zu verstehen ist. Meine Erfahrungen als Astrologe und Kosmobiologe zeigen, dass in Horoskopen ein eindeutiger Zusammenhang zwischen den Planetenkonstellationen und menschlichen Verhaltensmustern besteht. Aus wissenschaftlicher Sicht ist der Einfluss der Planeten auf menschliches Verhalten ein Unding, aber erfahrene Sterndeuter können erstaunlich präzise Erklärungen aus einem Horoskop ablesen und den Menschen in seiner Prägung beschreiben, obwohl sie ihn nie gesehen haben. Solche Differenzen zwischen Wissenschaftlern und Andersdenkenden gibt es auch in anderen Disziplinen. Zum Beispiel in der Homöopathie, Radiästhesie und auch bei der Geistheilung.

Damals, vor mehr als vierzig Jahren, als ich Oskar nach den kosmischen Einflüssen auf den Menschen fragte und er diese Frage nicht beantworten konnte, meldete sich Lehmann, ein anderes geistiges Wesen, bei mir und versprach, mein Wissen über die Einflüsse der Planeten auf den Menschen zu erweitern. Am Anfang ging es nur um Hilfestellungen bei der Deutung schwer zu beurteilender Horoskope. Wenn ich eine Bitte meditativ vortrug und um Aufklärung dieser oder jener Konstellation bat, musste ich manchmal tagelang warten, bis Lehmann sich bei mir meldete. Doch wenn das dann geschah, unterschied sich der Kontakt deutlich von meinen Dialogen mit Oskar, meinem Heil-Geistführer. Wenn Oskar etwas vermittelt, dann höre ich seine Stimme, manchmal werden mir auch Bilder gezeigt, mit oder ohne Erklärungen.

Bei Lehmann ist es kein inneres Hören oder Zuhören. Er teilt sich direkt mit, ich weiß, dass er mir etwas sagt, doch ich höre seine Stimme nicht. Dafür sind seine Mitteilungen so nachhaltig, dass ich mich noch nach Monaten an jedes seiner mir geistig übermittelten Worte erinnere, als hätte ich Lehmanns Botschaften auswendig gelernt. In den ersten Jahren war ich beim Kontakt zu Lehmann äußerst wachsam, ich hatte Bedenken, unter fremde Einflüsse zu geraten – besonders wenn er sich während eines Vortrags meldete und, meine Stimme benutzend, korrigierend in das Thema eingriff. Wenn so etwas geschah, dann waren die Zuhörer immer sehr erstaunt über mein fast doppelt so schnelles Sprechen, und ich selbst konnte mir dann beim Reden zuhören. Obwohl solche Durchsagen bei den Hörern gut ankamen, zumal sie von der Sache her stimmig waren, gingen sie für mich doch immer mit einem unangenehmen Gefühl einher. Ich hatte Sorge, meine Freiheit im Denken zu verlieren und irgendwie ferngesteuert zu werden. Deshalb bat ich Lehmann in mehreren Meditationen, er solle sich nur dann melden, wenn ich ihn um Rat fragte, oder wenn Oskar, mit dem ich bei meiner Heilertätigkeit öfter Kontakt habe, meine Frage nicht beantworten konnte.

Daraufhin wurden meine Kontakte zu Lehmann seltener, doch die Durchsagen von Oskar und, wenn notwendig, die von Lehmann, zeigten mir, dass dieser Weg, selbst zu bestimmen, wann ich den Kontakt wünschte, richtig war. Mit weniger Dialogen und Durchsagen musste ich mich selbst mehr anstrengen, um Wissen zu erwerben. Heute weiß ich, das war eine gute Entscheidung, denn Wissen will gelebt, angewendet und erprobt werden. Erst gelebtes Wissen ist wahres Wissen, aus Theorie wird Praxis, und je gründlicher die Anwendung einer Erkenntnis, um so mehr Lebenserfahrung entsteht. Zusätzlich schrieb ich alle Erfahrungen auf, weil ich erkannte, dass Aufgeschriebenes sich besser im Bewusstsein verankert. Aus diesen Aufzeichnungen entstanden dann mehrere Bücher.

Durch diese Veröffentlichungen ergaben sich viele Kontakte zu Ärzten, Psychologen, Physikern und Philosophen, die sich von mir Erklärungen erhofften bezüglich noch unerforschter Fähigkeiten des menschlichen Bewusstseins. Sie fragten mich, was bei außersinnlicher Wahrnehmung geschieht. Wie kann unser Gehirn Kontakt zu einem anderen Bewusstsein außerhalb unserer physischen Welt herstellen, und das ohne Hilfe unserer Sinnesorgane? Weil die Wissenschaft und besonders die Physik

Medialität, also den Kontakt zur geistigen Welt, nicht erklären kann, baten diese Forscher mich, meine Kontakte zum Jenseitigen zu nutzen und dort um Aufklärung bezüglich solcher Phänomene zu bitten. Diese Fragen waren für mich nicht neu, denn ich suchte selbst seit vielen Jahren nach Erklärungen, doch erhielt ich nicht auf alles eine Antwort. Nach Aussagen meiner Geistführer waren mein Wissen und mein Urteilsvermögen zum Thema Medialität noch nicht ausgereift genug, um Aufklärung von »drüben« zu empfangen und diese Botschaften wirklich zu verstehen. Mit anderen Worten, ich musste noch viel lernen, und das tat ich und tue es bis heute.

Seit Jahren leite ich Diskussionsabende über spirituelle Themen und versuche, alle an mich gerichteten Fragen zu beantworten. Meine Antworten auf Fragen zu den Grenzbereichen von Wissenschaft, Spiritualität und Glauben werden seit Jahren in Ton und Bild aufgezeichnet und teilweise auch niedergeschrieben. Diese Diskussionsabende zeigten nicht nur die Grenzen meines Wissens auf, sondern regten mich auch dazu an, die Wissenslücken zu schließen. Die Themen, die in den Diskussionen angesprochen wurden, brachten für viele Teilnehmer so manche Antwort auf ungelöste Fragen. Einige Fragen zeigten aber auch, dass es Themen gibt, für die wir noch keine Antworten finden. Ging es um Heilung und wurden über Durchsagen Wege für eine Therapie gefunden und oft sogar mit Erfolg angewandt, dann ging es meistens um die Frage: Warum bin ich krank? Das war besonders dann der Fall, wenn mein Geistführer Oskar mit Rat und Tat half. So wurde manche Heilung für einige Teilnehmer zu einem besonderen Erlebnis mit großer Erweiterung ihres Wissens und erhellenden Einsichten über die Ursache ihre Krankheit.

Doch es blieben viele Fragen offen. In den vorliegenden Aufzeichnungen der Diskussionsabende tauchten immer wieder Problemfälle auf, bei denen es auf die Fragen zu wenig Antworten gab. An erster Stelle dieser unzureichend beantworteten Themen stand immer wieder die Frage: Was ist der Sinn meines Lebens? Gefolgt von: Wenn wir geistige Wesen sind, was verstehe ich unter meinem Geist? Je nach beruflichem Vorwissen wurden unter anderem auch Fragen wie diese gestellt: Was ist Licht, was ist Gravitation, was ist Zeit? Oder: Warum gibt es unheilbare Krankheiten, welche Intelligenz steuert die Zellregeneration und Heilung? Wie wirkt Hypnose?

Seit zwei Jahren versuche ich intensiver, von meinen Geistführern Antworten auf diese Fragen zu empfangen. Und tatsächlich erhalte ich auf viele meiner früher unbeantwortet gebliebenen Fragen in letzter Zeit Antworten. Der Grund dafür ist, so glaube ich, darin zu suchen, dass ich eine lebensbedrohliche Krankheit dank der Hilfe aus der geistigen Welt überwunden habe. In den zehn Monaten meiner Erkrankung suchte ich intensiv Kontakt zu meinen Geistführern, denn trotz aller Bemühungen der Schulmedizin und Naturheilkunde konnte mir niemand eine wirksame Heilmethode anbieten. Ich möchte hier über diesen Abschnitt meines Lebens berichten, denn viele meiner Erkenntnisse, am eigenen Leib erfahren – ein Taumeln zwischen Hoffnungslosigkeit und Zuversicht –, könnten anderen, die ein ähnliches Schicksal haben, eine Hilfe sein.

2 Das Unheilbare lässt grüßen

Im Dezember 2016 bekam ich eine Erkältung. Weil ich in meinem Leben schon öfter eine Unterkühlung nach ein paar Tagen problemlos überwand, zumal ich im milden Klima auf Teneriffa lebe, maß ich den Symptomen keine große Bedeutung zu. Doch obwohl ich alles tat, was ich bei Erkältungen sonst immer erfolgreich unternommen hatte, half es diesmal nichts. Im Gegenteil, die Symptome verschlechterten sich.

Im Januar 2017 bekam ich Atemnot und besonders am Abend Schüttelfrost. Ich erkannte, dass ich ärztliche Hilfe benötigte. Nach eingehender Untersuchung diagnostizierte der Arzt eine schwere Grippe, wahrscheinlich sogar eine Lungenentzündung. Deshalb wurde ich mit Antibiotika-Infusionen behandelt und zum Röntgen der Lunge geschickt. Der Röntgenarzt sagte, das sähe wie Pilze in der Lunge aus, es könne aber auch Krebs sein. Er bat meinen Hausarzt, mich für eine weitere spezielle Röntgenuntersuchung in ein Krankenhaus zu überweisen. Doch die Untersuchungen im Krankenhaus brachten keine neuen Erkenntnisse, und so bekam ich weiterhin Antibiotika.

Nach zwei Wochen stellte sich immer noch keine Besserung ein. Drei verschiedene Antibiotika zeigten keine Wirkung, im

Gegenteil, die Blutuntersuchungen ergaben eine steigende Tendenz bei den Entzündungswerten. Auch meine eigenen meditativen Heilübungen zeigten keine Wirkung. Meine Frau Anneli, eine ausgebildete Heilerin, bemühte sich, meine Meridiane und Chakren stabil zu halten. Wir glaubten, wenn Chakren und Meridiane gute Werte zeigten, besonders jene der Heilsysteme, der Zellregeneration und des Immunsystems stark blieben, dann würde sich die Krankheit nicht verschlechtern.

Doch mein Zustand wurde immer bedrohlicher, besondere Sorgen machten sich ein hinzugezogener Lungenarzt und ein Kardiologe. Beide sagten sie, dass mein Herz und meine Lunge nur noch sechzig Prozent leisteten. Zudem hatte ich bereits Wasseransammlungen in den Beinen und auch schon in der Lunge. Treppensteigen war wegen der Atemnot nur unter größter Anstrengung möglich.

Der Kardiologe sagte sogar, dass mich wahrscheinlich nur noch eine Herztransplantation retten könne.

Auf jeden Fall konnte ich das erste Mal aus eigenem Erleben die Kranken verstehen, die zu den austherapierten, lebensbedrohlichen Fällen gehören. Eine völlig neue Sicht der Hilflosigkeit tat sich für mich auf, der ich so etwas am eigenen Körper nie erfahren hatte – und ich konnte nicht einmal mehr meditieren. Abgeschnitten von der geistigen Hilfe konnte ich meine Meditationserfahrungen nicht nutzen. Der Grund dafür war, dass meine Atmung inzwischen so schwach war. Ich atmete ganz flach, zwei bis drei Mal schneller als normal. Sowie ich versuchte, in den ruhigen Atemzyklus der Meditation zu gehen, bekam ich Erstickungsanfälle. Die Wasseransammlungen im Körper nahmen zu, dadurch auch die Atemnot. Meine hohen Infektionswerte im Blut, die trotz drei Wochen Antibiotika nicht besser wurden, veranlassten meine Ärzte, mich in ein Krankenhaus zu überweisen.

So erstaunlich es klingen mag, war mein größtes Problem nicht die Krankheit. Es war meine innere Not, die darin bestand, dass ich nicht mehr meditieren konnte. Meine Atemnot ließ einfach kein ruhiges Atmen zu. Nur durch sehr schnelles Atmen bekam ich noch genügend Sauerstoff. Und abgeschnitten von den Kontakten zu meinen geistigen Führern ging es weiter mit mir bergab. Ich wurde als Notfall in eine Herzklinik eingeliefert.

Das Gute an dieser Einweisung war, dass ich in dieser Zeit im Krankenhaus Tag und Nacht mit Sauerstoff versorgt wurde und dadurch ruhiger atmen konnte, was es mir ermöglichte, wieder über Meditationen mit der geistigen Welt in Kontakt zu treten. Wegen der hohen Entzündungswerte in meinem Blut lautete meine erste Frage in der Meditation: »Warum gibt es resistente Keime? Warum findet man dagegen kein Heilmittel?«

Darauf erhielt ich folgende Antwort:

»Viren benötigen für ihre Vermehrung eine Wirtszelle, sie dringen in die Zelle ein und bewirken darin ihre Vermehrung. Ein geübtes Immunsystem erkennt dies und leitet Gegenmaßnahmen ein. Zur Unterstützung können auch Medikamente eingesetzt werden, um den Vermehrungsprozess in der Zelle zu unterbinden. Einige Mikroorganismen suchen sich aber einen kleineren Wirt, zum Beispiel ein Bakterium, und lassen sich dort kopieren. Es gibt auch Viren, die in eine menschliche Zelle eindringen und sich von den Mitochondrien, die eine eigene DNA haben, vervielfältigen lassen.«

Mitochondrien, die Kraftwerke unserer Zelle, machen immerhin zehn Prozent des Körpergewichts aus. Sie stellen die größte Anzahl von Organellen, also die Organe unserer Zellen, und in einigen Zellen gibt es von ihnen mehrere tausend. Allerdings *ähneln* sie Bakterien, und daraus ergibt sich ein Problem. Unser Immunsystem muss bei Bakterien im Körper zwischen Freund oder Feind unterscheiden, und um nicht versehentlich Mitochondrien anzugreifen, hat unser Körperbewusstsein diese mit einem Schutz versehen, einer Art Tarnkappe. Nun wird der Schutz aber beim Kopieren auf die Viren übertragen. Dadurch werden sie für das Immunsystem unsichtbar.

Die medizinische Forschung steckt hier noch in den Anfängen. Man kennt inzwischen Erkrankungen, die zweifelsfrei auf Fehlfunktionen oder Krankheiten der Mitochondrien hinweisen. Wirksame Therapien gibt es seitens der Schulmedizin bisher nur begrenzt, doch einige Außenseiter der Medizin haben bereits manches erreicht.

Nach zehn Tagen und unzähligen Untersuchungen wurde ich aus der Klinik entlassen mit dem Argument: »Solange Sie noch die Infektion haben, können wir nichts weiter tun, als Antibiotika zu verabreichen.« Am Tag nach meiner Entlassung war ich wieder in der Praxis eines Kardiologen, und mein Hausarzt besorgte mir ein Sauerstoffgerät. Das brachte mir Erleichterung, und so bekam ich Zeit, mir Erkenntnisse über die Stoffwechselvorgänge in den Zellen anzueignen. Das Tragische an meiner Erkrankung war, dass der oder die Erreger einfach nicht zu finden waren. Man sagte mir nur, ich hätte eine Virusinfektion und einen weiteren Keim. Deshalb suchte ich zusätzlich eine Therapeutin aus der TCM-Heilkunde auf. Unser Anliegen war, vielleicht mit Hilfe der Traditionellen Chinesischen Medizin den unbekannten Erreger aufspüren zu können.

Die weiterhin durchgeführten Blutuntersuchungen ergaben, dass nach wie vor eine schwere Entzündung bestand, hauptsächlich im Brustbereich. Es dauerte weitere zwei Wochen, bis ein Ergebnis vorlag. Ich hatte eine Virusinfektion und zusätzlich einen Staphylo-Streptokokken-Befall – ein therapieresistenter Keim. Mir war sofort klar, was das bedeutete: Die Schulmedizin mit ihren Antibiotika kam nicht dagegen an, und alle Naturheilmittel zeigten bisher ebenfalls keine Wirkung. Es ging also um Leben oder Tod.

Meine TCM-Therapeutin besorgte ein homöopathisches Mittel in der Potenz D12: Nosoden der Staphylo-Streptokokken. Von meiner Frau Anneli und anderen Heilern wurde ich weiterhin behandelt, damit meine Energiesysteme, die Meridiane und Chakren, stabil blieben. Mir wurde klar: Ich brauchte Zeit und musste selbst einen Weg finden, die Keime zu eliminieren. Von der Schulmedizin war vorerst keine Hilfe in Sicht, auch Naturheilmittel zeigten kaum Wirkung. Das Einzige, was mir half, war das Sauerstoffgerät, das die Erstickungsnot linderte, doch das war keine Heilung. Die D12-Nosoden der Staphylo-Streptokokken, die ich zwei Mal pro Woche einnahm, verbesserten meinen Zustand bisher auch nicht. Ich achtete also zusätzlich auf meine Nahrung. Alles wurde auf Verträglichkeit getestet, um jede weitere Belastung des Körpers auszuschließen.

Aber was auch unternommen wurde, es half nichts. Meine Hoffnungslosigkeit stieg. Als dann noch mein Geistführer Oskar, den ich um Rat bat, mir sagte: »Du musst weitersuchen«, wurde mir klar, dass ich das Rätsel meiner Gesundwerdung selbst lösen musste. Wie sollte das geschehen, bei einer viralen Lungenentzündung und therapieresistenten Keimen? Doch wenn Oskar mir sagte, ich müsse weitersuchen, gab es auch ein Heilverfahren. Es fragte sich nur: Wo konnte ich es finden? Ich kam mit meinem Denken und Suchen einfach nicht weiter – und so stöberte ich in meinen eigenen Büchern.

Erst kurz zuvor hatte ich ein neues Buch abgeschlossen. Es geht darin um die zwölf Programme des Bewusstseins.* Darin beschreibe ich ein Beurteilungsverfahren für die Chakren, das die Sinnfindung bei Krankheit und Heilung ermöglicht. Die Messungen des Heilers, am besten mit einem Biotensor oder Vivometer, betrachten den Informationsaustausch zwischen den Chakren. Je besser die Informationen zwischen den Chakren fließen, um so gesünder ist der Mensch. Bei gestörter Kommunikation liefern die Messergebnisse oft sehr klare Hinweise auf den Sinn einer Krankheit und deren seelischen Hintergrund. Dieses Beurteilungsverfahren zeigt die Motive der Erkrankungen und welche Bedeutung, welcher Sinn in der Krankheit verborgen ist.

Knapp zusammengefasst geht es um Folgendes:

Die unteren Chakren eins, zwei, drei und vier liefern körperbezogene Informationen. Die oberen Chakren fünf, sechs und sieben liefern Hinweise auf mentale und emotionale Verhaltensmuster. Erfahrene Heiler, die gewohnt sind, mit der Chakrenenergie zu arbeiten, konnten schon immer erstaunliche Resultate in Diagnose und Heilung erzielen. Auf dem Weg der zwölf Programme des Bewusstseins fand ich

---

* Dieses Buch erschien dann auch unter dem Titel *Die 12 Programme des Bewusstseins – Geistiges Heilen und der Sinn des Lebens* im AMRA Verlag, Hanau. Es ist außerdem als eBook erhältlich.

auch noch einen zusätzlichen diagnostischen Ansatz in der Chakren-Kommunikation:

1. Wenn zwischen den unteren vier körperbezogenen Chakren bei einer Krankheit keine Verbindung zu den oberen drei Chakren besteht, dann ist das eine Schwäche des ganzen biologischen Systems, eine fehlende oder schwache Immunität und Heilkraft.
2. Besteht bei einer Krankheit eine Verbindung aus den unteren Chakren zum fünften Chakra, dem Halschakra, dann ist die Krankheit psychosomatischer Natur. Eine völlige Heilung ist nur möglich, wenn der Betroffene seine psychischen Verhaltensmuster ändert.
3. Besteht bei einer Krankheit eine Verbindung von den unteren vier Chakren zum sechsten, dem Stirnchakra, dann ist eine Heilung nur wahrscheinlich, wenn der Kranke begreift, warum er krank ist, versteht, welche Lebenseinstellungen er ändern muss, und dies auch in die Tat umsetzt.
4. Besteht bei einer Krankheit eine Verbindung von den unteren vier Chakren zum siebten, dem Scheitelchakra, dann ist die Heilung kollektiver Natur. Das bedeutet, Heilung kann nur dann entstehen, wenn der Verursacher erkannt und neutralisiert wird. Hinzu kommt aber eine weitere wichtige Aufgabe für den Erkrankten. Die Heilung muss dokumentiert und erklärt werden, damit sie weitergegeben und von anderen genutzt werden kann.

Schon in meinem Buch *Geistheilung – Dialog mit der Seele* beschrieb ich den signifikanten Zusammenhang zwischen chronischen Krankheiten und einer gestörten Chakrenkommunikation. Schwache oder gestörte Verbindungen zwischen den Chakren weisen in den meisten Fällen auf bestimmte Schwächen in den Lebenserhaltungssystemen hin und bieten einen guten Ansatz, um mit Heilenergie-Übertragung die Kommunikationsstörung aufzuheben und den Betroffenen somit in die Therapierbarkeit zurückzuführen.

Wenn ich dies nun auf mich anwandte, so war es bei mir das Herzchakra, das trotz vieler Heilanwendungen immer wieder in seinen Funktionen schwach wurde. Es waren zwei Werte aus dem Spektrum des Herzchakras, die nach energetischen Behandlungen höchstens einen Tag stabil blieben: die Frequenzen des Immunsystems und das Bewusstsein für die Selbstregulierung, also dafür, wie alles von Natur aus sein sollte.

Die Schwäche des Immunsystems war für mich offensichtlich: Wenn ein Immunsystem einen Virus oder ein Bakterium nicht kennt, weiß es zunächst keine Antwort, weil es noch keine Erfahrungen mit den Erregern hatte. Weil mein Immunsystem mit meinen Erregern noch nie etwas zu tun gehabt hatte, zeigte es diese Schwäche. Hier stellte sich nun die Frage, wer das Immunsystem eigentlich steuert und sein Funktionieren beurteilt. Lernt es nur aus den Niederlagen, nach dem Motto: Mit diesem Erreger komme ich nicht klar, ich brauche Hilfe, sonst schaffe ich es nicht? Oder hat das Immunsystem ein lernendes Bewusstsein, weil es die Immunität durch Selbsterfahrung entwickeln möchte?

Ich musste irgendwie eine Antwort finden. Immer wieder kam mir die Frage in den Sinn, warum es überhaupt resistente Keime gibt. Sind sie vielleicht ein Trainingsprogramm für das Leben? Ich kam mit meinen Überlegungen nicht weiter, also kontaktierte ich wieder einmal Oskar.

Meine Atemnot war trotz Sauerstoffgerät eine Behinderung bei meiner Meditation, doch es gelang mir, mehrmals Verbindung zu Oskar aufzunehmen. Auf meine Frage, ob jemand das Immunsystem steuert oder ob es sich selbst reguliert, antwortete mein Geistführer:

»Du hast verschiedene Regulierungssysteme, die von deinem höheren seelisch-geistigen Bewusstsein diktiert werden. Greifen wir die Bereiche heraus, die deiner Frage entsprechen: Das Immunsystem ist ein körperbezogenes System, es wirkt biochemisch und bioenergetisch und dient allen Zellen deines Körpers. Alle deine Zellen haben ein eigenes Bewusstsein, sie sind die Grundstruktur für die Entwicklung von Leben in der Materie. Sie sind die Form von dir, die mit deinem Geist verbunden ist, und das in zwei Bereichen. Einmal dienen die Zellen deiner menschlichen Intelligenz und deinem Körperbewusstsein. Zum anderen bieten sie deinem höheren geistigen Bewusstsein eine Art kommunikative Plattform. Die Vermittlung zwischen deinen Zellen und deinem höheren Geist wird von deiner Seele getragen. Alle Funktionen in deinen Zellen unterliegen somit deiner Seele. Dein höheres geistiges Bewusstsein erreicht deinen Körper und deinen Intellekt nur über die Vermittlung deiner Seele. Davon betroffen sind alle deine Zellstrukturen und auch die Zellen deines Immunsystems. Somit ist deine Frage beantwortet: Dein Geist und deine Seele steuern dein Immunsystem, doch es muss selbst Erfahrungen und Erinnerungen speichern.«

Als Nächstes fragte ich: »Warum ist mein Immunsystem nicht in der Lage, die Krankheitserreger zu eliminieren, die bei mir solchen Schaden anrichten?«

Die Antwort brachte etwas Unerwartetes.

»Dein irdisches Leben unterliegt dem Werden und Vergehen, dein höheres Bewusstsein, das deinen Körper erhält, kann sich nur entfalten, wenn es, in einer oft bedrohlichen Umwelt, in ständigen Auseinandersetzungen lernt. Du sagst doch selbst: ›Wir lernen über den Körper, mit dem Körper und durch den Körper.‹ Das physische Leben ist eine ständige Balance zwischen Überleben und Vergehen, unter wechselnden Bedingungen und mit unterschiedlichen Herausforderungen.«

Und dazu gehören auch die resistenten Keime, die ich mir eingefangen habe, oder sollte ich sagen, die mir als Trainingsprogramm des Überlebens geschickt wurden?

»Du siehst es schon richtig, und in deinem Fall warst du selbst bereit, dich dieser Herausforderung anzunehmen. In der Theorie hast du in deinem neuen Buch über die zwölf Programme des Lebens ja schon beschrieben, was in diesem Fall zu deinen Aufgaben gehört.«

Diese Aussage von Oskar war deprimierend, hatte ich doch beim Ausmessen meiner Chakren gesehen, dass es zwischen meinem schwächelnden Herzchakra und dem Scheitelchakra eine starke Verbindung gab. Normalerweise ist bei einem so schwachen Herzchakra keine Verbindung zum siebten Chakra, dem Scheitelchakra, vorhanden. Das bedeutete für mich das, was ich weiter oben unter Punkt Vier schrieb: Heilung kann nur dann entstehen, wenn der Erreger von mir selbst erkannt und neutralisiert wird und ich eine Erklärung darüber abgeben kann, was ich für die Heilung unternommen habe – eine Erklärung, die auch von anderen nachvollzogen und genutzt werden kann.

Jetzt wusste ich also, dass ich selbst herausfinden und praktizieren musste, wie ein therapieresistenter Keim überwunden werden kann. Meine Stellung als Heiler, Forscher und Lehrer unterstrich den Ernst der Lage: hopp oder topp. Auf jeden Fall wusste ich nun, dass mir niemand wirklich helfen konnte. Doch welchen Weg musste ich einschlagen? Mein Denken kreiste um eine einzige Frage: »Wie kann ich das Schutzprogramm, die Tarnkappe, aufheben, wie kann ich die resistenten Keime in mir enttarnen, damit mein Immunsystem sich selbst hilft?« Antibiotika konnte ich vergessen, die vielen ausprobierten, doch wirkungslosen Naturheilmittel auch. Fürbitte und Gebete halfen anscheinend ebenso wenig. Selbst Geistiges Heilen, Energiearbeit und Handauflegen zeigten geringe Wirkung. Alle Verfahren zusammen waren bestenfalls ein Hinhalten. Blieb das mentale Heilen, Heilen durch Imagination, mit der Vorstellungskraft, nach dem Motto: »Jeder Gedanke hat das Bestreben, sich zu verwirklichen.« Nur ich selber konnte den Weg finden.

Durch meine Erfahrung als Heiler wusste ich, dass Übertreibungen, abstrakte Bilder, beim mentalen Heilen eindeutig besser wirken als naturgetreue biologische Vorstellungen. Präzise naturwissenschaftliche Imaginationen sind nicht erforderlich, es geht um ein *übertriebenes* bildhaftes Hervorheben. Was ich dann in meinen Vorstellungen entwickelte, kam mir allerdings schon ein wenig merkwürdig vor. *Merkwürdig* – dieses Wort war der Schlüssel. Unter »merkwürdig« verstehen wir normalerweise etwas Seltsames, nicht Konkretes. Betrachten wir das Wort merkwürdig aber einmal etwas anders. Vielleicht meint es ja einfach, etwas sei würdig, es sich zu merken. So können Merkwürdigkeiten sinnstiftend werden – Erkenntnisse, die des Merkens würdig sind. Meine Idee war, meinem Immunsystem eine Vorstellung zu vermitteln, die *würdig*, also *wert* war, sie sich zu merken.

Dazu galt es, eine Frage zu beantworten: »Was oder wie attackieren die Staphylo-Streptokokken?« Letzte Untersuchungen Ende März 2017 hatten ergeben, dass mein Herz und meine Lunge nur noch fünfzig Prozent ihrer Leistungsfähigkeit besaßen. Wie Röntgen und Ultraschallbilder zeigten, befanden sich vierzig Prozent des Zellgewebes durch den Befall schon in Auflösung. Die Keime griffen also hauptsächlich Herz und Lunge an. Weil ich von keinem Arzt und Heilkundigen eine detaillierte Auskunft über das erhielt, was wirklich in mir geschah, bat ich wieder Oskar, mir Hinweise zu geben.

Seine Antwort fiel recht kurz aus:

»Die Mikroben schädigen deine Mitochondrien, und das führt zum Zelltod.«

Wenn ich mit Hilfe der Imagination meine Gesundwerdung herbeiführen wollte, musste ich meinem Immunsystem in meinen Vorstellungen die Eliminierung der Erreger als *merk-würdigen* Vorgang präsentieren. Ich ging davon aus, dass die Erreger, wie Oskar es mir gesagt hatte, die Mitochondrien attackierten oder sich sogar von den Mitochondrien kopieren ließen. Deshalb entwickelte ich folgende mentale Vorstellung:

Die Mitochondrien in allen meinen Zellen strahlen metallisch wie Silber, sie sind für die Zellen wertvoll. In der Imagination, vor meinem inneren Auge, blickte ich in die einzelnen Zellen hinein und sah in ihnen strahlende, silbrige Punkte, die Mitochondrien. Doch einzelne Mitochondrien hatten keine Leuchtkraft mehr und aus ihnen traten flackernde silbrig blinkende Pünktchen heraus, wie Staub im Sonnenlicht. Das sind Fehlfunktionen, schädliche Substanzen, sagte ich mir. Diese müssen unbedingt »verschrottet« werden. Ich stellte mir vor, wie ganze Schwärme der Abwehrkräfte meines Immunsystems Jagd auf diese blinkenden Punkte machten. Ich wiederholte diese Vorstellung täglich und bedankte mich jedes Mal bei meinem Immunsystem für seine gute Arbeit.

Zweimal in der Woche führte ich jetzt eine Messung nach einem Bio-Resonanzverfahren durch – zwischen den Staphylo-Streptokokken-Nosoden und meinem Lungen-, Herz- und Kreislauf-Meridian. Bei diesem Verfahren werden die Frequenzen der Nosoden mit den Frequenzen der Meridiane verglichen. Sind sie identisch, dann ist der Erreger noch aktiv, erst wenn keine Übereinstimmung mehr vorhanden ist, kann man erwarten, dass die Heilkräfte obenauf sind. Nach zwei Wochen Imagination hatte ich den Eindruck, dass die Resonanzen schwächer wurden, was ich als möglichen Erfolg ansah. Ich war jetzt schon vier Monate krank, meine Atemnot wurde durch Wasseransammlungen im Brustraum immer schlimmer, ich konnte nur noch sitzend schlafen. Von ärztlicher Seite versuchte man alles, um den Körper zu entwässern, doch die Mittel schlugen nicht an.

Zu dieser Zeit machte Volker Finger, der Geschäftsführer der Schule der Geistheilung, mit seiner Frau eine Hochzeitsreise nach Teneriffa. Die beiden besuchten uns, und ich wurde zusätzlich von ihnen behandelt. Gleichzeitig versuchten wir, mit der Organsprache-Therapie, einer besondere Behandlungsart unserer Schule, den Stand der Dinge in meinem Organismus abzufragen. Dabei kam es zu einem Ereignis, das ich Ihnen nicht vorenthalten möchte.

Ich wurde von Volker in Trance versetzt, um Kontakt zu meinem Unbewussten herzustellen. Diese Sitzung dauerte siebzig Minuten. Ich befand mich während dieser siebzig Minuten in einem tiefen tranceähnlichen Zustand, und das Unwahrscheinliche und absolut Erstaunliche dabei war, dass ich in dieser Trance ganz normal atmen konnte! Meine Atemnot existierte einfach nicht mehr.

Nach der Sitzung lieferte uns das, was meine Organe ausgesagt hatten, reichlich Gesprächsstoff, doch am meisten waren wir darüber verwundert, dass ich in dieser tiefen Entspannung nicht unter Atemnot gelitten hatte. Nach der Tiefenentspannung hatte ich nämlich wieder die gleichen Atemprobleme wie zuvor. Also beschlossen wir, eine weitere Sitzung abzuhalten.

Dabei, zwei Tage später, trat wieder das gleiche Phänomen auf. Während der Tiefenentspannung waren meine Beschwerden nicht vorhanden, und mehr noch, in der Sitzung meldete sich Oskar, mein Geistführer, und sagte: »Ihr alle« – anwesend waren fünf Personen – »habt mentale und physische Probleme, und deshalb möchte ich jedem von euch eine Heilinformation geben.«

Nicht nur ich, auch alle anderen Anwesenden waren erstaunt über das, was während des Trancezustandes mit mir geschah. Wie war es möglich, dass ich in der Trance keine krankheitsbedingten Beschwerden mehr hatte und sogar in der Lage war, mit geistiger Hilfe therapeutisch auf andere einzuwirken?

Das Erlebte sorgte bei uns für viel Gesprächsbedarf. Und für mich war es ein deutliches Zeichen, nicht aufzugeben, sondern zuversichtlich zu sein. *Sei zuversichtlich* – diese Botschaft begleitete mich die nächste Zeit, auch wenn sich an meinem Zustand noch nicht viel geändert hatte. Eine Frage stand für mich jetzt aber deutlich im Raum: Erzielte mein Vorstellungsbild, diese silbrig glitzernden Punkte zu »verschrotten«, Wirkung? Nahm mein Immunsystem meinen Vorschlag an, wurde es stärker und machte Fortschritte?

Und in der Tat! Es gelang! Mein Immunsystem machte tatsächlich Fortschritte! Langsam ging es, aber es ging, von Organ zu Organ, dann waren die Keime, gemessen mit dem Bioresonanz-Testverfahren, nicht mehr nachweisbar, und auch im Blut waren die Entzündungsparameter nicht mehr vorhanden. Dabei stellte sich sogar heraus, wo ich mir die Infektion zugezogen hatte. Die letzte Körperregion, in der die Keime noch nachweisbar blieben, war mein linkes Knie. Ein halbes Jahr vor Ausbruch der Infektion hatte ich am linken Knie eine Operation gehabt, mit einer erstaunlich schnellen Heilung. Das Einzige, was mir anschließend aufgefallen war: Das Knie hatte sich immer sehr warm angefühlt, eine latente Entzündung war geblieben, sonst hatte ich keine Beschwerden. Mit Hilfe meines Geistführers Oskar konnte auch der entzündete Bereich mit den letzten Keimen im Knie aufgelöst werden. Nach Oskars Aussage hatten meine Heilungssysteme den resistenten Keim, der von meinem Immunstem nicht eliminiert werden konnte, unter Verschluss gehalten, ihn abgekapselt. Als dann jedoch eine virale Lungenentzündung hinzukam, waren meine Heilkräfte überfordert, und die resistenten Erreger konnten sich ausbreiten.

Mein Immunsystem hatte, im Zusammenwirken mit den merk-würdigen Bildern, den Keim eliminiert. Aber mein Körper wurde weiterhin schwächer, die Zellen von Herz und Lunge waren jetzt schon zu fünfzig Prozent zerstört. Besonders betroffen waren die Herzklappen, die auf Grund der allgemeinen Herzschwäche nicht mehr richtig schlossen. Die noch aktiven Zellen, teils mit geschädigten Mitochondrien, produzierten weiterhin Wassereinlagerungen in den Beinen, im Unterleib und im Brustraum. Diese Wassereinlagerungen führten dazu, dass ich kaum noch atmen konnte, weil Herz und Lunge keinen Raum mehr bekamen, um ihre Kontraktionen auszuführen. Die damit verbundene Sauerstoffnot schwächte alle Organe, alle Funktionen, ich geriet in eine Art Dämmerzustand. In dieser Woche kapitulierten zwei meiner behandelnden Ärzte. Sie sagten, ich müsse ins Krankenhaus, und es bliebe nur noch das Warten auf eine Herztransplantation. Erneut gab es eine Noteinweisung, diesmal aber unter Lebensgefahr und mit zusätzlicher Dramatik.

Die Einweisung erfolgte um 9 Uhr, in ein Krankenhaus in Puerto de la Cruz. In der Notaufnahme wartete ich auf ein freies Bett, doch um 13 Uhr kam die Nachricht, dass sie keines für mich hatten. Sie schlugen vor, mich in die Uniklinik zu bringen, wo ein Bett frei sei. Um 15 Uhr erfolgte mein Krankentransport nach Santa Cruz. Dort wartete ich dann in der überfüllten Notaufnahme bis 19 Uhr, die ganze Zeit ohne Essen und Trinken, ohne ärztliche Betreuung, mit Ausnahme der Sauerstoffversorgung. Weil es mir bedrohlich schlecht ging, kam ich um 19 Uhr auf die Intensivstation.

Doch meine so nötige Ruhe und ärztliche Versorgung wurden um 2 Uhr nachts unterbrochen. Nun hieß es, es sei in Puerto de la Cruz doch ein Bett frei. Um 4 Uhr nachts wurde ich zurück transportiert.

Das freie Bett, das ich erhielt, befand sich in der Abteilung für körperlich erkrankte psychisch Kranke. Im Nachbarzimmer rezitierte jemand lauthals und pausenlos ein Gebet. Gegen Morgen wurde er von einem Psychiater ruhiggestellt. In meinem Zimmer stöhnte ein an Händen und Füßen fixierter Kranker. Als am Morgen um 9 Uhr meine Frau kam, die Lage überblickte und erkannte, dass sich noch immer kein Arzt um mich kümmerte, veranstaltete sie einen Aufstand von einer Art, wie ich ihn gar nicht von ihr kannte, einen mehr als deutlichen Protest. Weil das Krankenhaus aber überbelegt war, blieb nur eine Möglichkeit: Raus aus der Sozialversicherung und erneute Einweisung als Privatpatient. Um 14 Uhr hatte ich mein Einzelzimmer und endlich einen für mich zuständigen Arzt.

Dieses Drama löste in mir ein seelisch-geistiges Feuer aus, ein inneres Aufbäumen, einen energetischen Aufruhr, den ich so zum ersten Mal erlebte. Dem folgte gegen Abend ein innerer Frieden. Körperlich ging es mir nach wie vor schlecht, und nach den Aussagen meines Arztes war meine Überlebenschance äußerst gering. Was mich wunderte, war meine innere Ruhe in diesem Zustand. Ich empfand Frieden und Gelassenheit und hatte das Gefühl, mir könne nichts geschehen. Es war eine innere Gewissheit. War das mein Höheres Selbst, meine Seele, mein Körperbewusstsein? War das der Glaube an meine Verbundenheit mit der Schöpfung? Was immer es auch war, es zeigte mir, dass ein Teil von mir entschlossen war oder sich entschlossen hatte, auch weiterhin in diesem Körper zu leben. Ich spürte, dass nichts auf der Welt diese Entscheidung beeinflussen konnte.

Der Arzt, der mich betreute, stellte eine Infusion zusammen, um den Körper und vor allem die Nieren zu stimulieren, das Wasser aus meinem Körper auszuleiten. Und diesmal reagierte mein Organismus. Das, was vorher nie gelungen war, geschah nun endlich. Mein Körper entwässerte. So verlor ich in einer Woche dreiundzwanzig Kilo. Der resistente Keim war ja eliminiert, meine Körpererhaltungskräfte hatten die Entwässerung zugelassen, aber der Schaden in den vielen Zellen, vor allem in den Herzzellen, war noch da. Nach den Erfahrungen der Ärzte gab es keine Hoffnung, dass diese Zellen sich wieder regenerierten. Ich litt also weiterhin unter Sauerstoffmangel und war nicht belastbar. Doch ich trug die Hoffnung in mir, dass sich mein Organismus anpassen und ich auf Sparflamme weiterleben würde.

Immer wieder stellte ich mir Fragen: »Was soll ich aus dieser Situation lernen?« »Was will mir die Erkrankung sagen?« »Worauf wollen mich die damit verbundenen Schwierigkeiten hinweisen?« »Was hat das mit meinem Lebenssinn zu tun?« »Gibt es noch Ursachen, die mir nicht bekannt sind?« »Stecken vielleicht unbewusste Muster dahinter?« Vor allem: »Wie kann ich diese Schwächen überwinden?« Mir schwirrte der Kopf. »Was kann ich tun, was muss ich tun und wer kann mir helfen?« Heute steht für mich zweifelsfrei fest, dass dieses Hinterfragen, die Suche nach dem Sinn meiner Krankheit und mein Drang, immer neue Heilmethoden zu finden, zusammen mit meiner generellen Zuversicht, es ermöglicht haben, dass ich heute, ein Jahr später, diese Erkrankung überwunden habe.

Aber das sollte noch eine Weile dauern. Ich wurde zwar aus der Klinik entlassen, doch lag meine völlige Genesung in weiter Ferne – und so ging der Weg der Erkenntnis weiter, nachdem ich aus der Klinik entlassen worden war.

Meine Frau hatte Kontakt zu einem Hamburger Ärztepaar gehalten. Wir kannten dieses Ärztepaar seit 1995 und hatten uns seitdem oft ausgetauscht und versucht, Naturheilkunde und Schulmedizin mit dem Geistigen Heilen zu verbinden. Einer ihrer Söhne war mit einer Spanierin verheiratet und lebte auf Teneriffa, und so ergab es sich, dass sie, als sie wieder einmal ihren Sohn besuchten, auf einen Sprung bei uns vorbeikamen. Als Sie meinen bedrohlichen Zustand sahen, sagten sie: »Geh zu Doktor Bosa. Er ist Spezialist für Herzerkrankungen und Chefarzt an der Uniklinik.« Den Namen hatte ich schon gehört, aber immer mit dem Hinweis, dass es praktisch unmöglich sei, bei ihm einen Termin zu bekommen. Doch sie sagten: »Das ist gar kein Problem, unser Sohn ist mit der Tochter von Doktor Bosa verheiratet. Er wird ganz sicher für dich einen Termin bei seinem Schwiegervater bekommen.« Eine Woche später hatte ich den Termin.

Die Untersuchungsergebnisse waren niederschmetternd, mein Herz und vor allem die Herzklappen befanden sich in einem dermaßen schlechten Zustand, dass Doktor Bosa sagte, er könne nichts mehr für mich tun. Seine Messungen hatten ergeben, dass meine Herzleistung nur noch bei einunddreißig Prozent lag. Er verschrieb mir einige Medikamente, die meinen Blutdruck und meinen Herzrhythmus herunterfahren sollten, um mein Herz zu schonen.

Ich war wieder auf mich allein gestellt, und in den nächsten Wochen und Monaten kreisten meine Gedanken um die Frage, welche Möglichkeiten es für mich gab, meine Herzmuskulatur zu stärken. Ich las viel über Herzkrankheiten, recherchierte im Internet und gelangte dabei zu der Erkenntnis, dass meine Überlebenschancen äußerst gering waren, wenn ich nur den Wegen der Schulmedizin folgte. Meine Zuversicht sagte mir jedoch: »Hilf dir selbst, dann hilft dir Gott!« Also meditierte ich über die Frage, wie ich die Zellen der Herzmuskulatur stärken und eventuell sogar regenerieren konnte.

Immer wieder fragte ich mich: »Welche Informationen und Handlungen sind notwendig, um Zellgewebe aufzubauen?« Weil ich mit meiner Imagination der Mitochondrien in Zusammenarbeit mit dem Immunsystem Erfolg hatte, traute ich den Mitochondrien auch zu, die Zellen zu stärken und vielleicht sogar aufzubauen. Natürlich hätte ich auch einfach meinen Geistführer um Auskunft bitten können, aber aus Erfahrung wusste ich, dass ich zunächst selbst das System so gut wie möglich verstehen musste, um einordnen zu können, was ich erfuhr. Also las ich viel über Organellen, Mitochondrien und alles, was ich über Zellregeneration finden konnte. Ich las darüber, welcher wunderbare Kreislauf durch die Mitochondrien in den Zellen stattfindet. ATP, der Brennstoff und die Nahrung für die Zelle, wird von den Mitochondrien hergestellt. Das, was davon übrig bleibt, fließt wieder zurück zu den Mitochondrien und wird ADP genannt. ADP wird aufgeladen und mit Nährstoffen und Sauerstoff angereichert, so dass erneut ATP entsteht. Ich meditierte über die Frage, was diesen Kreislauf in den sechzig Billionen Zellen unseres Körpers wohl steuert. Ich erkannte, dass er nicht, wie ich vermutet hatte, von der Zellregeneration gesteuert wird, sondern dass die Programme des Bewusstseins, unsere Matrix, unser

Bauplan aus dem geistigen Feld dafür verantwortlich sind – *das Wissen darüber, wie alles sein sollte.*

Erfahrene Heiler, die mit dem Biotensor oder Vivometer umzugehen gelernt haben, die wissen, wie man die Energien des Herzchakras misst, und ihre Bedeutung kennen, finden für die Selbsterhaltung der Zellen drei Programme: das Immunsystem, die Zellregeneration und die Körperbildekräfte, ein Überwachungssystem, das versucht die Lebendigkeit in den Zellen so zu gestalten, wie es sein sollte. Das bedeutet für uns Heiler, dass wir bei allen Degenerationserkrankungen dieses Programm unbedingt unterstützen sollten. Außerdem fand ich heraus, dass für die Mitochondrien, weil sie die Struktur von Bakterien haben, die Frequenzen des dritten Chakras, also des Milzchakras, zuständig sind. Wenn das Programm der Körperbildekräfte gestört ist, muss unbedingt eine Harmonie zwischen dem dritten und vierten Chakra, zwischen Milzchakra und Herzchakra, erreicht werden.

Auf die Harmonie zwischen den Chakren hatte ich immer schon geachtet, war ich doch davon überzeugt, dass diese Stabilität meine Heilchancen unterstützt und mein bisheriges Überleben gewährleistet hatte. In Meditationen erbat ich mir jetzt nach der Formel *»Ich möchte wissen, um zu helfen!«* weitere Informationen zur Funktion der Mitochondrien. Daraufhin erhielt ich von Oskar, meinem Geistführer, ein Bild vom Inneren der Zellen. Diesmal waren seine Informationen bildhafter Natur, mit nur wenig Erklärungen.

Im meditativen Zustand erlebte ich das Innere einer Zelle und sah, wie aus den silbernen Mitochondrien himmelblaue Lichtimpulse hervortraten und die Zelle an Glanz und Umfang zunahm. Dann verblasste das blaue Licht, um sofort wieder in blauen Lichtimpulsen aus den Mitochondrien an Glanz zu gewinnen. Ich verstand es als ein Atmen der Zelle mit Sauerstoffversorgung, hervorgerufen durch energetische Impulse aus den Mitochondrien. Dann sagte mir Oskar:

»Übe bei deinen Meditationen das, was ich dir gezeigt habe. Nutze das blaue Licht, wenn du Zellregeneration bei dir wünschst.«

Das wollte ich sofort wissen, doch mein erster Versuch, mental blaues Licht in den Zellen aufleuchten zu lassen, endete katastrophal. Ich stellte mir bildlich vor, dass in allen meinen Zellen blaues Licht erstrahlt. Doch das Ergebnis war, dass es mir auf Anhieb schlechter ging und ich unter extremer Atemnot litt. Was war geschehen? Meine schwache Lunge und mein Herz hatten ja inzwischen eine Kapazität von weniger als vierzig Prozent. Und das reichte nicht aus, um alle Körperzellen mit genügend Sauerstoff (blauem Licht) zu versorgen. Genau das hatte ich aber verlangt. In einer weiteren Meditation bat ich dann, das blaue Licht nur in den Zellen von Herz und Lunge leuchten zu lassen. Sofort ging es mir wieder besser. Diese Übung, blaues Licht in den Zellen von Herz und Lunge erstrahlen zu lassen, wiederholte ich in den nächsten Wochen und Monaten täglich.

Schon nach etwa zwei Wochen hatte ich den Eindruck, dass beide Organe – Herz und Lunge – vitaler wurden. Ein Problem bekam ich allerdings nicht in den Griff: Durch Wasseransammlungen im Körper legte ich wieder an Gewicht zu, und meine Atemnot verstärkte sich. Meditativ bat ich erneut um Hilfe, mit der Frage, warum oder wodurch diese Wassersucht entstand.

Von medizinischer Seite hatte ich erfahren, dass ein schwaches Herz durch schwachen Blutdruck Wasser in den Beinen und in anderen Körperzonen produziert.

Von Oskar erhielt ich auf meine meditative Anfrage diese Antwort:

»Die Mitochondrien bestehen zu fünfundachtzig Prozent aus Wasser. Wenn der ATP-Zyklus wegen Sauerstoffmangel nicht gewährleistet ist, löst sich ein Teil der Mitochondrien in Wasser auf, und dieses Wasser fließt in das Bindegewebe. Weil dein Herz, besonders die Herzklappen, nicht mehr als fünfzig Prozent Leistung erbringen, schafft es dein Herz nicht, alle deine Körperzellen mit genügend Sauerstoff zu versorgen. Hinzu kommt ein weiteres Problem, nämlich dass die Sauerstoffversorgung im täglichen Rhythmus Tag und Nacht, Ruhe und Leistung, schwankt. Dabei lösen sich ständig Mitochondrien wegen Sauerstoffmangel in der Leistungsphase in Wasser auf und werden in den ruhigen Phasen wieder erschaffen. Doch das Auflösen geht leichter vonstatten als das Erschaffen, somit bleibt immer etwas Wasser im Gewebe hängen, und das führt in den Zellen zu einer Stoffwechselkatastrophe bis hin zum Zelltod. Erst wenn deine Herzzellen über achtzig Prozent Leistung aufweisen, wird sich kein Wasser mehr außerhalb deiner Zellen bilden.«

Im Oktober, ich hatte jetzt schon zwei Monate mit blauem Licht gearbeitet, ergab eine weitere Untersuchung von Doktor Bosa, dass meine Herzmuskulatur sich entgegen jeglicher medizinischer Erfahrung deutlich erholt hatte. Die meditativen

Übungen mit blauem Licht und energetischen Übungen zur Stärkung der Chakren hatten offenbar gewirkt. Nur die Aortenklappe war in einem sehr bedrohlichen Zustand geblieben, während die anderen Herzklappen sich erholt hatten. Doktor Bosa empfahl, diese operativ zu ersetzen, denn mein Herz wäre jetzt auf wundersame Weise stark genug, um diesen Eingriff zu verkraften. Vorher müsse aber mein Körper entwässert werden und weiterhin eine gute Sauerstoffsättigung gewährleistet sein – was wieder einen längeren Aufenthalt unter Sauerstoffgabe und bei Entwässerung im Krankenhaus bedeutete.

Nach drei Wochen gelang dann die Operation über Katheter. Schon zwei Wochen danach ging es mir deutlich besser. In den folgenden Monaten meditierte ich weiterhin mit dem blauen Licht an Herz und Lunge. Ich erinnerte mich an Oskars Worte:

> »Erst wenn deine Herzzellen über achtzig Prozent Leistung aufweisen, wird sich kein Wasser mehr außerhalb deiner Zellen bilden.«

Inzwischen, ein Jahr danach, ist meine Herzleistung nach Aussage von Doktor Bosa wieder im normalen Bereich, bei über fünfundsiebzig Prozent. Und wenn ich heute zurückblicke auf meine Erkrankung, die neun Monate lang dramatische Entwicklungen für mich bedeutet hat, bin ich davon überzeugt, dass ich die Krankheit nur dank des Zusammenspiels verschiedener therapeutischer Maßnahmen überlebt habe.

Ohne die Stabilisierung meiner Chakren, durch Meditation und den energetischen Beistand anderer hätte ich nicht die Möglichkeit gehabt, meditative Informationen zu empfangen, die zu meinem Überleben beitrugen. Ohne Durchsagen aus der geistigen Welt hätte ich wahrscheinlich den Weg der Erkenntnis nicht gefunden, um die meditativen Übungen, die mir geholfen haben, anzuwenden. Und ohne Sauerstoffanwendung wäre ich jetzt ebenfalls nicht mehr hier. Auch die Entwässerungsmedikamente sowie die Produkte der Naturmedizin waren zum richtigen Zeitpunkt für mich überlebenswichtig gewesen.

Eine unsagbar große Hilfe war mir natürlich meine Frau Anneli, die mir aufopfernd zur Seite stand, und ebenso die vielen bekannten und unbekannten Helfer, auch aus den Reihen der Schule, die mir unablässig Heilenergie schickten.

Und der chirurgische Eingriff an der Aortenklappe bildete dann den Abschluss.

So möchte ich heute behaupten, dass ich einzig durch ein mehrgleisiges Verfahren die Krankheit überwinden konnte. Hätte ich nur auf die Schulmedizin, nur auf die Geistheilung oder nur auf die Naturheilkunde gesetzt, wäre ich, so glaube ich, niemals in der Lage gewesen, wieder zu genesen. Es musste zusammenwirken. Doch der Hauptgrund für meine Wiederherstellung sind die in der Meditation empfangenen Informationen, die von mir in Form bildlicher Vorstellungen angewendet wurden und zur Heilung beitrugen.

Heute kann ich sagen, dass etwas ganz Erstaunliches in mir geschah – und ich zutiefst dankbar bin für das Martyrium meiner Krankheit. Ohne den damit verbundenen Leidensdruck hätte ich die Verbundenheit mit der Quelle aller Dinge nicht in dieser Form erlebt.

Ich weiß jetzt, dass die Wirklichkeit mit all den Problemen, in der wir hier auf Erden leben, aus unserer kollektiven Unkenntnis geschaffen wird. Doch wir haben die Möglichkeit, sie mitzugestalten, und als Heiler sogar die Pflicht, denen zu helfen, die unter dem Drama aller Seelen leiden. Wenn wir mit Überzeugung und bewusst an der Erschaffung unserer Realität mitwirken, wird uns geholfen, das habe ich erlebt.

Deshalb bin ich dankbar, diese lebensbedrohliche Krankheit bekommen zu haben. Diese Dankbarkeit ist tief in mir verwurzelt. Eine andere Bewusstseinsebene hat sich für mich aufgetan. Es gibt für mich keine Diskriminierung, keine Verurteilung anderer mehr, in Bezug auf das Fehlverhalten von Therapeuten oder andere widrige Umstände. Alles geschah genau so, wie ich es brauchte, damit ich zu dem werden konnte, der ich heute bin. Mein menschliches Bewusstsein hat einen ständigen Kontakt zur geistigen Welt entwickelt, und diesen Kontakt werde ich weiterhin einsetzen, um anderen Menschen zu helfen.

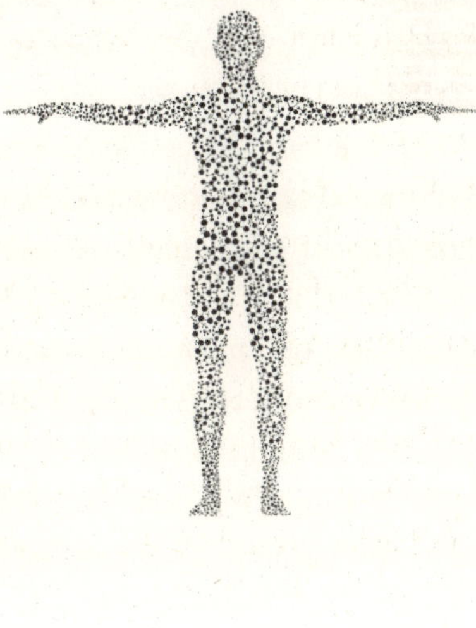

3 Dialog mit der Wesenheit Lehmann

Wir leben in einem expandierenden Universum, und weil wir ein Teil davon sind, expandiert auch unser Bewusstsein. Nicht nur in Wissenschaft und Technik finden wir diese Expansion, unser Gehirn expandiert ebenfalls, unsere Sinne erweitern sich, hin zur außersinnlichen und medialen Wahrnehmung. Und so erwachen immer mehr Menschen geistig, entwickeln einen Kontakt zu geistigen Wesen und setzen das Wahrgenommene zum Wohle anderer ein. Bei Heilern, die ihre Angebundenheit nutzen, um bei Krankheiten zu helfen, wird der geistige Beistand besonders deutlich. Aber auch in Erfindungen und Entdeckungen fließt diese Expansion ein, wenn auch nicht sofort wahrnehmbar, sind es doch Erkenntnisse, die zunächst als Intuition empfangen werden. Oder nehmen wir den siebten Sinn, die Inspiration oder Wahrträume … Das alles ist eine Art von außersinnlicher Wahrnehmung. Die Erweiterung des menschlichen Bewusstseins ist eine Entwicklung, die nicht mehr aufzuhalten ist, in Bezug auf die Wissenschaften, die Technik, die Elektronik und Biologie.

In den folgenden Kapiteln werden Sie als Leser erkennen, welche Möglichkeiten sich offenbaren, wenn ein Kontakt zur geistigen Welt, eine übersinnliche Wahrnehmung besteht. Als Geistheiler konnte ich meinen Kontakt zu geistigen Helfern sehr oft nutzen, um Krankheiten und deren Hintergründe aufzudecken. In letzter Zeit interessieren mich aber auch Durchsagen, die sich nicht mit Heilanwendungen befassen. Ich möchte Ihnen als Leser jetzt einen Einblick geben, welche Botschaften wir aus dem Geistigen empfangen können und in welchen Bereichen wir Nutzen daraus ziehen können. Mein besonderer Gesprächspartner für Allgemeinwissen aus der geistigen Welt ist Lehmann, und so möchte ich Sie jetzt teilhaben lassen an interessanten Fragen und Antworten.

Heute möchte ich mich mit einer Frage an dich wenden, bei der es um die Entwicklung menschlicher Intelligenz geht. Ich habe den Verdacht, je mehr wir wissen, um so mehr Fehler machen wir Menschen. Ist das so oder hat das einen Sinn, den wir noch nicht verstehen? Meine Frage beruht auf Erfahrungen mit Klienten, die immer wieder in alte Muster zurückfallen, als hätten sie nichts gelernt, und dadurch chronisch krank bleiben.

Lehmann: Die größte Gefahr für euch Menschen ist Dummheit. Menschen sind nicht dumm, doch sie tun immer wieder dumme Dinge. Nicht wegen mangelnder Intelligenz, sondern weil ihr Bewusstsein nicht ausgerichtet ist auf das, worüber sie sich wirklich Sorgen machen sollten.

Sie denken rückwärtsgewandt. Viele Menschen leben einen konservativen Impuls oder handeln nach altem Wissen, ohne die Entwicklung mit einzubeziehen.

Und warum ist das so?

Lehmann: Ihr seid noch Gefangene der Zeit und eingebunden in die polaren Gegensätze. Zum Beispiel wollt ihr etwas tun oder habt es getan. Den Schnittpunkt von Vergangenheit und Zukunft, die Gegenwart, könnt ihr nur schwer gedanklich in eine Handlung einbinden, weil ihr das Jetzt als Zeit nicht beschreiben könnt. Weil die Zukunft in ihrer ganzen Entfaltung für euch nicht real vorhanden ist, stützt ihr euch auf das, was ihr Erfahrung nennt.

Deshalb handelt ihr meistens rückwärtsgewandt.

Du sagst, wir sind noch Gefangene der Zeit. Gibt es eine Möglichkeit, das zu ändern?

Lehmann: Das versucht ihr Menschen schon immer, und ihr denkt euch immer neue Methoden aus, die Zukunft zu erfassen. In der Weiterentwicklung eures Bewusstseins ist es vorgesehen, den außersinnlichen Bereich, der nicht an den Fluss der Zeit gebunden ist, stärker in die Evolution und somit in eure Entscheidungskraft einzubinden.

Entwickeln wir Menschen ein zeitfreies Bewusstsein?

Lehmann: Nicht nur ihr Menschen, das ganze Universum entwickelt eine Höherpotenzierung.

Meinst du damit, dass wir uns, wie wir es manchmal ausdrücken, mit Gott vereinen werden?

Lehmann: Sinngemäß, wenn ihr diesen Glauben habt, ist das so, nur gibt es im Universum und in eurem Kosmos unendlich viele Bewusstseinsebenen, mit unterschiedlichen Entwicklungen, und immer neue kommen hinzu.

Du erwähnst den Begriff Höherpotenzierung. Kann ich den mit meinem Begriff Obertöne vergleichen? Alles, was schwingt, bildet doch Obertöne …

Lehmann: Kannst du, nur bedenke, es gibt unendlich viele Möglichkeiten der Höherpotenzierung.

Danke für heute, das muss ich erst einmal verarbeiten. Sicher komme ich auf dieses Thema noch einmal zurück.

Lehmanns Durchsagen zufolge gibt es im Universum oder sogar in der Schöpfung eine Höherentwicklung. Ist das vielleicht gemeint, wenn wir sagen, das ganze Universum strebt nach Harmonie? Mal sehen, was beim nächsten Kontakt zur Sprache kommt.

Während der folgenden Tage habe ich auf den richtigen Augenblick für einen Kontakt gewartet.

Ich glaube, ich habe schon erwähnt, dass meine außersinnlichen Kontakte mit Lehmann selten spontan oder unverzüglich stattfinden. Manchmal dauert es mehrere Tage, bis sich ein Kontakt zu Lehmann entwickelt, oder die Antworten auf meine Fragen kommen erst Tage später. So war es auch bei dieser Frage: »Arbeitest du in deiner Ebene ebenfalls an einer Höherpotenzierung, wie du diesen Vorgang nennst?«

Lehmann: In allen Dimensionen entwickelt sich das Bewusstsein weiter, so auch in meiner Ebene. Die gesamte Schöpfung befindet sich in ständiger Entfaltung, in einem unablässigen Schöpfungsprozess.

Dann möchte ich Folgendes wissen: Gibt es in deiner Bewusstseinsebene auch eine Hierarchie? Mein Kontakt zu Oskar zum Beispiel ist fast spontan, zu dir jedoch nicht. Kannst du mir dazu eine für mich verständliche Erklärung geben?

Lehmann: Deine Seele und auch die Seelen anderer Menschen übertragen aus der Schöpfungsebene, die ihr Gott oder Geist nennt, all das, was zur Entwicklung und dem Erhalt von Leben in deiner Welt nötig ist. So dient dir die Schöpfung, und du kannst sie nutzen, damit du dein Bewusstsein potenzieren kannst. Wir als körperloses Bewusstsein, Geistwesen, wie ihr uns nennt, haben die Aufgabe, die Seelen bei ihrer Transformation zu unterstützen. Das kann so weit gehen, dass wir als Lehrer für die Seelen fungieren. Alle Geistwesen, dazu gehören auch die Engel, sind so spezialisiert, wie ihr es auch von euch Menschen mit euren vielen Berufen kennt, nur wirken wir ohne Körper, mit reinem Bewusstsein.

Jetzt verstehe ich auch die Stellung von Oskar, der mir eine große Hilfe bei meinen Heilanwendungen ist. Oskar steht mir aber etwas näher als du, ich kann seine Stimme hören, und er unterstützt mich oder übernimmt energetisch die Heilanwendungen. Der Kontakt zu dir ist anders, ich habe das Gefühl, dass du wei-

ter weg bist, aber wenn deine Informationen mich erreichen, sind sie bewusster. Oder anders ausgedrückt: Es ist, als würde ich ein Wissen denken, ohne es selbst zu denken. Manchmal überkommt mich dabei ein Gefühl, als wäre ich ferngesteuert. Bitte erkläre mir diesen Vorgang.

Lehmann: Oskar ist das, was er ist, dein Geistführer, ein Heilhelfer. Seine Aufgabe besteht darin, deine Seele und dein sich entfaltendes Bewusstsein in deinem Körper und auch dein Wirken nach außen zu unterstützen, wenn notwendig. Oskar geht einen Weg, der ständig offen sein muss, weil dein Leben im Körper ohne geistige Information, durch deine Seele vermittelt, nicht möglich ist. Seine Informationen werden genauso wie die geistigen von deiner Seele übersetzt. Meine Informationen nehmen einen direkten Weg zu dir, ohne die Hilfe deiner Seele, ich informiere direkt in dein denkendes Bewusstsein hinein. Diese direkte Information ohne deine vertraute Seele erzeugt für dich, wie du es nennst, das Gefühl, ferngesteuert zu sein.

Befindest du dich auf einer anderen Bewusstseinsebene als Oskar?

Lehmann: Wir sind beide geistiges Bewusstsein und unterstützen das Leben in der Materie. Die Differenzierung liegt allein darin, wie wir wirken wollen. Du kannst es vergleichen mit Menschen in verschiedenen Berufen, die mit unterschiedlichen Fähigkeiten in eurer Welt wirken und sehr Differenziertes produzieren. Doch es sind alles Menschen.

Kannst du mir erklären, wie deine direkte Information zustande kommt, ist es Suggestion oder Hypnose?

Lehmann: Es ist beides nicht, denn Suggestion und Hypnose sind Prozesse in deiner Welt. Meine Informationen an dich sind nur möglich, weil alles Leben durch geistiges Wirken entsteht und erhalten wird. Dein Gehirn ist bipolar, musst du wissen, es ist einerseits für alles Nervliche in deinem Körper zuständig und andererseits ein Instrument des Geistes, und diesen direkten Weg nutze ich.

Nun, wie sind dann Oskars Übermittlungen zu verstehen?

Lehmann: Wie schon gesagt, Oskar wirkt mit deiner Seele zusammen, und die Informationsweitergabe läuft über die Transformationsfelder, die du Chakren nennst.

Durch meine Heilertätigkeit und die nun schon seit Jahrzehnten bestehende Zusammenarbeit mit Oskar ist mir das Wirken über und mit den Chakren und allen Informationen geläufig. Doch ich kann mir nicht vorstellen, wie mein Gehirn ohne Chakrenenergie, ohne Seele, Botschaften von dir empfangen kann? Bitte kläre mich auf.

Lehmann: Ich versuche es mit deinen Worten und Begriffen, ich kann es dir nur über deinen Wortschatz sagen, denn für meine Wirkungsweise kennst du keine Worte. Anders gesagt, ich muss mich deinem Wortschatz und deiner Wissensstufe anpassen, damit du mich mit deiner Wahrnehmung erfährst.

Du sprichst in Bezug auf deine Hirntätigkeit von drei Möglichkeiten, vom Tagesbewusstsein und vom Denken und Entscheiden in deiner physischen Welt. Unter dem Begriff »außersinnliche Wahrnehmung« verstehst du, Eindrücke zu erfassen, die du nicht über deine fünf Sinne empfängst. Weil diese Wahrnehmung dir selten bewusst ist, nennst du es auch das Unbewusste. Dann denkst du auch mit dem Begriff Überbewusstsein und vergleichst es gern mit dem Geist.

Nun zu deiner Frage, die ich dir gern beantworte: Mein, unser Kontakt verläuft über die Dimension, die du dem Überbewussten, dem Geist zuordnest.

Kannst du mir das genauer beschreiben, ich verstehe die Übertragung noch nicht. Wie und mit welchen energetischen Mustern erreichst du mein Denken?

Lehmann: Ich nutze wieder deine Worte und Begriffe, damit du mich verstehst, es bleibt aber ein Gleichnis. Du sagst, deine Chakren sind die Einfallstore für den Geist, in ihnen wohnt deine Seele und überträgt, übersetzt alle Informationen aus dem geistigen Strom. Du sprichst noch obendrein von der einpoligen Kundalini-Energie, die über das Scheitelchakra einströmt und sich im Wurzelchakra in bipolare Bioenergien aufspaltet. Unter dieser Kundalini-Energie verstehst du das Einströmen deines geistigen Anteils.

Und genau darüber sind wir verbunden.

Ich danke dir. Eine Frage habe ich aber noch dazu. Wie ist die energetische Übertragung vom Geistigen zu meiner Hirntätigkeit zu verstehen? Gibt es in mir so etwas wie einen Transformator?

Lehmann: Deinem menschlichen Wissen angepasst, sieht es für dich so aus: Über dein Scheitelchakra strömt geistige Information und Lebensenergie (Sushuma) zusammen mit meiner Information ein und fließt weiter hinunter bis zum Wurzelchakra. Dein geistiger Anteil wird von deiner Seele transformiert und von deinem Wurzelchakra polarisiert, und das Wurzelchakra schickt alle Informationen aufwärts zu deinen anderen Chakren, somit auch meine Informationen. Die aufsteigenden Informationen fließen zum Stirnchakra, in deine Wahrnehmung, und darüber hinaus zurück in die geistige Welt.

Nochmals, in den aufsteigenden Windungen der Kundalini, Ida und Pingala, beginnend im Wurzelchakra, fließen von Ebene zu Ebene, von Windung zu Windung, alle gesammelten und aktuellen mentalen, emotionalen und seelischen Eindrücke in dein Bewusstsein und noch weiter zum Geistigen zurück. In diesen Datenstrom deines Bewusstseins kann ich mich einklinken und dein volles Lebensprogramm empfangen, denn dieser Prozess läuft ständig, weil du keinen Energiespeicher besitzt.

Woher kommt die geistige = feinstoffliche Energie? Kommt sie aus der Erde oder aus dem Weltraum?

Lehmann: Sie ist überall, du wirst praktisch darin gebadet. Vergleiche es mit dem Magnetfeld der Erde, das dich ständig durchdringt.

Unsere physische Welt schwimmt oder schwebt also in dieser feinstofflichen Energiedimension, kann ich mir das so vorstellen?

Lehmann: Deine Vorstellung ist im Rahmen des menschlichen Wissens brauchbar, wobei Schwimmen oder Schweben durch ein anderes Wort ersetzt werden sollte: *durchdringen*. Du kannst sogar noch einen Schritt weiter denken, auch der

Geist Gottes durchdringt die ganze Schöpfung, alle Erscheinungsformen auf allen Ebenen.

Und damit ist alles göttlich?

Lehmann: Grundsätzlich ist das so, nur drückt sich die Schöpfung in drei unterschiedlichen Ebenen oder Dimensionen aus. Es sind dies die physische Welt, die Zwischenebene der Information und die des Geistes.

Nimm bitte als Gleichnis das Wasser: Im festen und flüssigen Zustand kannst du es sehen und fühlen, verdunstet das Wasser, wird es für dich unsichtbar, und bei sehr hoher Temperatur gerät es in einen anders gearteten plasmatischen Zustand.

Ich verstehe. Je höher die Temperatur, desto höher die Schwingung der Materie, und je höher die Schwingung, desto unsichtbarer wird die Materie. Und weil die Zwischenebene sehr hoch schwingt, können wir sie nicht wahrnehmen. Doch zu diesem Vorgang fehlt mir noch eine Erklärung. Wenn ich davon ausgehe, dass über die Zwischenebene geistige Information übertragen wird, wie kann die Information, zum Beispiel bei einer Materialisation während einer Heilung, dann Materie bilden? Ich möchte also wissen, wie die Materie im Organismus des Empfängers entsteht. Materialisation ist doch etwas anderes als Information. Kannst du mir diese Frage beantworten?

Lehmann: Das wird für dich etwas schwierig, weil ich dir einen Vorgang beschreiben soll, zu dessen Ablauf dir Worte, Bilder und Erfahrungen fehlen. Du weißt wohl, dass es geschehen kann, aber nicht wie. Deshalb eine Frage: Kannst du dir vorstellen, dass in jedem Lebewesen zum physischen Körper ein identischer energetischer Körper besteht, womit ich nicht die Energien des Nervensystems meine?

Ich vermute es, besser noch, ich nehme es an, weil ich in der Meditation verschiedene energetische Strukturen wahrnehmen kann.

Lehmann: Gut, es ist eine Voraussetzung für das Leben in der Materie, dass ein Bauplan, eine Matrix, vorhanden sein muss. Das Leben in eurer Wirklichkeit hat gewisse Freiheiten, gegeben durch den freien Willen, doch ohne das erworbene Wissen in all euren Reinkarnationen wäre das Leben nicht möglich. Die Reinkarnationserfahrungen werden in deinem Höheren Selbst aufgezeichnet, und ohne sie würde dein physischer Körper, wenn er auf sich allein gestellt wäre, niemals sich selbst, also die physische Existenz, aufrechterhalten können.

Das materielle Leben hat zwei Baupläne, die physische Vererbung und die geistig-energetische Blaupause im Höheren Selbst, die alles steuert. Wenn es also in der Heilung zu einer Materialisation kommt, dann ändern oder korrigieren wir die geistige Blaupause, und die Seele des Empfängers erwirkt dann die Materialisation.

So habe ich mir das gedacht oder besser, solche Andeutungen hat auch Oskar bereits gemacht. Doch wie kann aus dem Nichts in Sekundenschnelle Materie entstehen? Wie ist das möglich?

Lehmann: Dir ist doch bewusst, dass jedes Lebewesen durch Nahrungsaufnahme körperliche Substanz aufbauen kann, und diesen Vorgang nutzen wir.

Dem kann ich folgen, doch das, was ich bei solchen Regulierungen erlebt habe, war die Tatsache, dass sich Körpersubstanz in wenigen Minuten bildete, also weitaus schneller, als es biologisch möglich wäre. Deshalb meine Frage: Wie geschieht so etwas?

Lehmann: Wir verändern etwas, das dir schon bekannt sein dürfte, eine eurer vier Dimensionen, die Zeit, und wie dir schon gesagt wurde: Wenn die Zeit verändert wird, verändern sich die Bedingungen in den physikalischen Abläufen.

Ja, das ist mir klar. Aber so ganz kann ich es noch nicht verstehen, oder genauer gesagt, einordnen. Es entsteht sehr schnell Substanz, doch im umliegenden Gewebe geschieht nichts, und genauso ist es auch bei der Entmaterialisation. Wie kann in einem Organismus an einer Stelle etwas biologisch nicht Erklärbares, eng Begrenztes geschehen und dicht daneben nichts?

Lehmann: Ich kann verstehen, dass du nach Erklärungen suchst. Dein Problem ist die Zeit, sie ist für dich keine Dimension, nur ein Ablauf von Ereignissen. Aber für uns hat sie den gleichen Stellenwert wie Länge, Breite und Höhe.

Versuchen wir es mit einem Gleichnis: Zeichne dir ein Quadrat, du hast Länge und Breite, nun bilde einen Würfel – eine Dimension mehr –, und sofort hast du ein Volumen, einen Raum. Nimmst du die Höhe oder Breite weg, verschwindet der räumliche Würfel, und du hast nur noch ein Quadrat. So kannst du dir unser Wirken vorstellen, wir verändern eine Dimension, die Zeit, und schon sind die Bedingungen im materiellen Raum anders.

Das kann ich als Gleichnis nachvollziehen, es erklärt mir aber nicht die Abgrenzung zu dem umliegenden passiven Gewebe.

Lehmann: Von Oskar hast du schon einmal eine Erklärung zu dieser Frage bekommen. Dir wurde gesagt, dass wir nicht das Körperliche, sondern die Matrix beziehungsweise die Blaupause ändern. Und das können wir in allen Strukturen – selbst in denen, die für die kleinsten Bausteine eurer physischen Existenz zuständig sind.

Ich glaube, wir kommen dem Phänomen näher, wenn du mir noch erklärst, wie Materie in kürzester Zeit entstehen oder verschwinden kann. Wie macht ihr das?

Lehmann: Wir wirken über die vierte Dimension, die ihr Zeit nennt, nutzen aber alle biologischen Prozesse. Wir gehen mit den Körperregionen, die wir verändern wollen, in der Zeit voraus – zu dem Zeitraum, von dem wir glauben, dass der Organismus es bis dahin selbst schaffen würde, wenn er in voller Selbstregulation wäre und somit selbst die gewünschte Substanz aufbauen könnte. Ist die Regulierung vollzogen, kehren wir mit dem Erschaffenen in eure Gegenwart zurück.

Das ist ganz schön schwer vorstellbar. Ihr könnt also mit der Zeit jonglieren, so wie wir einen Gegenstand in Länge, Breite und Höhe beschreiben.

Lehmann: Wir machen nichts anderes, nur mit einer Dimension mehr. Wie du schon erkannt hast, in Gedanken bist du in der Lage, aus einem Punkt eine Linie, aus der Linie eine Fläche und aus der Fläche einen Raum zu erschaffen. Und wie lange dauert es, bis du dir einen Gegenstand erdacht hast?

Das hängt von der Komplexität des Gegenstandes ab.

Lehmann: So wie bei uns. Dir ist doch aufgefallen, dass eine Materialisation in wenigen Augenblicken geschehen oder Stunden dauern kann. Diese Differenzierung hat zwei Gründe: die Fähigkeit der Seele, mit ihrem Organismus zusammenzuwirken, und die Vielschichtigkeit der Regulierung.

Ich dachte immer, das Auflösen oder Entstehen von Gewebe sei ein Wunder göttlicher Schaffenskraft, doch jetzt entnehme ich deinen Worten und erkenne, dass das Wunder die Zeitmanipulation ist. Wenn ich dich richtig verstehe, nutzt ihr die seelisch-geistige Kraft des Lebens, um mit Hilfe der Zeitverschiebung materielle Substanz zu verändern.

Lehmann: So ist es. Wir könnten aber auch direkt Materie bei euch auflösen oder erschaffen, und wir tun das auch, wenn es erlaubt wird. Der ideale Weg ist aber, gemeinsam mit dem Bewusstsein des Körpers, der Seele und des Geistes des zu Behandelnden vorzugehen. Der Grund dafür ist, dass sein Bewusstsein im Heilungsvorgang erleben und erkennen, also lernen soll, wie die Selbstregulation, die wir ihm vormachen, am besten ablaufen sollte.

Jetzt verstehe ich auch, warum es bei einem Heilungsprozess mit eurer geistigen Kraft fast immer zu einer positiven Veränderung in den mentalen und emotionalen Verhaltensweisen kommt. Das Be-

wusstsein des Menschen hat durch eure Hilfe während des Heilungsprozesses gelernt, Ausdruck und Verhalten zu verändern, und kann somit durch die Heilung die Selbstregulation des Körpers und die Psyche optimieren.

Lehmann: So, wie du es immer sagst, wenn Krankheit und Not entstanden ist: »Was muss ich tun, damit mir das nicht noch einmal passiert?«

Tatsächlich, diesen Satz verwende ich häufig bei den Heilungssuchenden, die mich fragen: »Sag mir bitte, warum bin ich krank?« Weil alle Erkrankungen aus der Vergangenheit kommen, ist es immer ratsam zu ergründen: »Was ist der Grund, was ist der Verursacher der Krankheit?« Wenn der Verursacher erkannt ist und die Möglichkeit und der Wille vorhanden sind, dies zu ändern, hat der Verursacher der Erkrankung keine Bedeutung mehr. Oft löst sich die Erkrankung dann von ganz allein auf, oder die Therapie bringt vollen Erfolg.

4 Durchsagen von Oskar zum Krebsgeschehen

Ich hatte in meiner Praxis einen Fall, der mir sehr zu denken gab. Bei meiner Klientin Anne-Marie war Krebs diagnostiziert worden. Also wandte ich mich deshalb an meinen geistigen Führer Oskar, der mir bereits erklärt hatte, dass Krebs seinen Verursacher auf der körperlichen Ebene haben kann. Auf der energetischen Ebene hat er seinen Verursacher in Psyche und Seele, und auf der höchsten Ebene wird er durch Seele und Geist repräsentiert.

Mir war bewusst, dass Krebs durch Störungen der Kommunikation zwischen den drei Ebenen entsteht, indem diese dazu führen, dass Zellen entarten. Meine Frage an ihn lautete nun, auf welcher Ebene das Krebsgeschehen bei Anne-Marie anzusiedeln war.

•••

Oskar: Die Entstehung von Krebs bei Anne-Marie ist nicht physisch bedingt. Die psychische Ebene ist schwach daran beteiligt, aber mehr als Folge und nicht als Verursacher. Der Krebs wurde durch die körpereigenen Hormone herbeigeführt.

Wie kann ich mir das vorstellen? Kannst du mir das vielleicht genauer erklären?

Oskar: Die Hormone haben in ihrem Fall eine falsche Fährte gelegt.

Mein Wissen über Hormone ist gering, und von einer falschen Fährte habe ich in dieser Hinsicht noch nie etwas gehört.

Oskar: Es ist ganz einfach so, dass bei ihr durch falsche Signale von den Hormonen die Chemie der Zelle krankhaft verändert wurde. Normalerweise verändert sich dabei auch die energetische Struktur der Zelle, in ihrem Fall aber blieb die Signatur der Zelle so erhalten wie bei einer gesunden Zelle, obwohl die Zellen krankhaft verändert waren.

Und dadurch konnte das Immunsystem die chemisch veränderten Zellen nicht erkennen, weshalb die sonst so erfolgreichen Heilmethoden keinen Erfolg zeigten. Aus diesem Grund betrachtete man auch eine Operation als erforderlich. Sehe ich das richtig?

Oskar: Mit deinem Wissen und deiner Schlussfolgerung liegst du richtig, aber es spielen noch ganz andere Faktoren eine Rolle.

Und die wären?

Oskar: Es geht hier um die Steuerung der Quanten durch Hormone und Enzyme.

Soll ich mich jetzt etwa mit der Quantenheilung befassen?

Oskar: Nicht unbedingt, obwohl es nicht schaden kann, einmal grundsätzlich etwas über die Quantentheorie zu lesen. In diesem Fall geht es darum, die entgleisten biochemischen Schlüsselfunktionen der Hormone zu erkennen, die im Chemischen in eine falsche Richtung laufen, im Energetischen aber erhalten bleiben und so die körpereigene Abwehr täuschen.

Wenn ich dich richtig verstehe, ist das zelluläre Milieu durch hormonelle Fehlsteuerung entartet, aber das elektrostatische Feld der entarteten Zellen bleibt wie bei einer gesunden Zelle weiter bestehen. Wie ist so etwas möglich? Erkennt das Immunsystem kranke Zellen vielleicht nur, wenn sie eine von gesunden Zellen abweichende energetische Struktur zeigen?

Oskar: Euer Immunsystem arbeitet bei der Erkennung hauptsächlich mit energetischer Wahrnehmung, greift aber je nach Lage der Dinge mit chemischen Reaktionen ein. In unserem Fall, der gar nicht so selten ist, müssen wir die Ebene betrachten, die das hormonelle Geschehen steuert: Das ist die Seele. Sie überspringt in der Transformation vom Geist hin zu den physischen Formen mehrere Oktaven, und dadurch entstehen unterschiedliche Beschleunigungen in der energetischen Steuerung der Zellkörperstruktur.

Und weil Hormone biochemische Schlüssel sind, die immer zweigleisig wirken, werden in diesem Fall biochemische und bioenergetische Prozesse nicht mehr als Einheit, sondern separat gesteuert und das Immunsystem erkennt diesen Fehler nicht?

Oskar: So könnte man es sagen. Doch dies ist nur die Folge, der wahre Grund liegt in der seelischen Transformation. Hier werden biochemische und bioenergetische Informationen mit unterschiedlichen Geschwindigkeiten verarbeitet.

Du hast gerade gesagt, die Seele überspringt mehrere Oktaven. Darf ich diesbezüglich um eine Erklärung bitten? Aber möglichst so, dass ich sie auch verstehe.

Oskar: Wir müssen von der Matrix ausgehen, dem Bauplan, der anzeigt, wie der Körper eigentlich aufgebaut sein sollte. Diese Grundstruktur aller Lebewesen ist geistiger Natur und existiert im ewigen Jetzt, für euch vergleichbar mit einer unendlich schnellen Schwingung. Aus dieser Matrix holt die Seele alle Informationen, die sie benötigt, um das physische und psychische Geschehen zu steuern. Die Schwierigkeit für die Seele besteht nun darin, die unendlich schnellen Schwingungen der Matrix in die vergleichsweise trägen Schwingungen des physischen Geschehens zu transformieren. Die Transformation der Information hin zu dieser unvorstellbaren Dichte kann die Seele an die Grenzen ihrer Vermittlungsfähigkeit führen. Der notwendige lineare Verlangsamungsprozess, der bei der Transformation vom Geist zum Körper stattfindet, kann dann schon mal Sprünge machen, also auch Oktaven überspringen, wie ich es nannte.

In unserem Fall sind die Informationen zur Steuerung der Zelle einseitig gestört. Die energetische Steuerung der Zelle blieb stabil, und die chemische Regulierung lief etwas langsamer ab. Du kannst dir das so vorstellen, als sähest du einen Film und der Ton hinkt immer etwas hinterher.

Da entstehen bei mir sofort ein paar Fragen. Kann man solche Fehlsteuerungen wieder rückgängig machen? Was kann man unter-

nehmen, damit es nie wieder geschieht? Und natürlich: Mit welchen Heilmethoden lässt sich dieses Problem beheben?

Oskar: Wenn die Seele des Menschen seit dem Tag der ersten Entgleisung bis heute gelernt hat, ihre Wirkung konzentrierter zu entfalten, müssen die ersten Entgleisungen, die zur Krankheit geführt haben, in der Vergangenheit beseitigt werden. Dazu muss die Fehlprogrammierung aufgelöst werden. Ist die Seele dann immer noch überfordert, muss die Korrektur in der Vergangenheit *und* in der Gegenwart erfolgen.

Wie soll das geschehen? Wie kann ich mich dabei verhalten?

Oskar: Wenn Zellen entarten, liegt grundsätzlich eine Kommunikationsstörung der Chakren vor, die du mit deinen Fähigkeiten finden wirst. Betrachte die damit einhergehenden psychisch-seelischen Eigenarten. Sie müssen mit dem Patienten besprochen und Wege gesucht werden, wie er diese Disharmonien vermeiden kann. Arbeitet der Patient an deinen Empfehlungen, können wir beide an einen Heilungsprozess herangehen. Wir werden dabei mit der dir bekannten Zeitreisetechnik arbeiten, gepaart mit einer von dir durchgeführten Organsprachetherapie. Ist die Seele bereit mitzumachen, können die einmal erwirkten Fehlprogrammierungen in den Zellen durchaus aufgehoben werden.

Gehen wir in solchen Fällen immer auf diese Weise vor?

Oskar: Nur in diesem Fall. Es gibt eine Vielzahl von Möglichkeiten, warum Zellen entarten können, und wie ich schon sagte, die Seele muss bereit sein mitzumachen.

Und wenn die Seele nicht mitmacht, was dann?

Oskar: Gegen den freien Willen, welche die Seele von Gott erhalten hat, können wir nicht heilen. Das geht nicht. Wir haben nur die Möglichkeit, ihr den Weg zu weisen, aber auch dabei behält sie ihren freien Willen.

Unwissenheit und Unerfahrenheit kann man also nicht wegheilen?

Oskar: Aus dir spricht deine Unwissenheit, wenn du es so siehst. Hinter jeder menschlichen Problematik steht ein Sinn. Jede Krankheit, jede Not ist ein sinnvoller Prozess und führt immer zu einer seelischen Bewusstseinserweiterung.

Anne-Marie wurde nach einer Bauchoperation wegen Dünndarmkrebs mit den von Oskar genannten Methoden in drei Sitzungen behandelt. Die von der Schulmedizin empfohlenen Bestrahlungen und eine Chemotherapie lehnte sie ab.

Heute, sechs Jahre später, ist sie immer noch frei von der Krebserkrankung, die ihr Arzt vorhergesagt hatte, wenn sie keine Chemotherapie macht.

5 Fragen und Durchsagen über Gott und die Welt

Wie kann ich mir Gott oder das kosmische Bewusstsein vorstellen?

Oskar: Du hast keine Möglichkeit, dir die Schöpferkraft vorzustellen, du kannst dir das Allbewusstsein nur, wie ich dir schon einmal erklärte, als unendlich schnelle Schwingung, als ein unendlich schnelles Pulsieren vorstellen.

Dann frage ich dich: Wie kann ich mir die unendlich schnelle Schwingung vorstellen?

Oskar: Weil du den Begriff Unendlichkeit in jeder Art – schnell, klein, groß oder weit – nicht zu Ende denken kannst, versuche es gar nicht erst. Gehe einfach davon aus, dass die ganze Schöpfung von einer dir nicht vorstellbaren schnellen Vibration durchzogen ist.

Ist diese Vibration Energie?

Oskar: Nein, sie erzeugt eine Energie, die aber nichts mit Energie zu tun hat, wie ihr sie versteht.

Kann ich mir diesen Vorgang auch als die Beseelung der Natur vorstellen?

Oskar: Wenn es in deine Vorstellung passt, ja, doch in ihrer Wirklichkeit ist es eine Transformation. Eurem Denken am Nächsten käme, dass eine Idee aufgezeichnet wird.

Und diese Zeichnung ist unsere materielle Wirklichkeit?

Oskar: Nein, sie entsteht in einem weiteren Schritt, in einer weiteren Transformation. Betrachte es so: Es wird dir helfen, etwas zu verstehen, was für dich unsichtbar bleiben wird. Das kosmische Bewusstsein oder Gott ist die Welt der Ideen. Aus dieser Welt der Ideen entstehen universelle Gesetze. Nach diesen entstehen dann die Entwürfe der Schöpfung, und diese wiederum fließen als Schöpfung in eine für dich unsichtbare Dimension. Das ist der Weg der Transformation.

Wie kann ich mir diese unsichtbare Dimension vorstellen? Kannst du mir ein Gleichnis nennen?

Oskar: Nenne diese Dimension doch am besten die Urenergie, die in der Lage ist, nach Vorgaben und nach universellen Gesetzen eure Dimension in eine für euch wahrnehmbare Erscheinung zu bringen.

Ist diese Urenergie das Licht?

Oskar: Nein, das, was ihr Licht nennt, Lichtquanten oder Wellen, wird erst durch die Urenergie zu dem gemacht, was ihr darunter versteht.

Mit dem Begriff Urenergie kann ich wenig anfangen. Kannst du ihn mir mit anderen Begriffen erklären, die wir verstehen?

Oskar: In dieser Ebene zwischen Gott, dem Weltengeist, und der materiellen Welt, werden nach universellen Gesetzen alle Funktionsweisen für eure energetische/materielle Welt festgelegt.

Auch unser Schicksal und Karma?

Oskar: Euer Schicksal und Karma unterliegen einer Besonderheit. An erster Stelle geht es um die materiellen und energetischen Bedingungen für das Leben.

Meinst du damit etwa den ganzen Kosmos mit Sonnen und Planeten?

Oskar: Ja, den meine ich.

Dann möchte ich dazu eine Frage stellen. In der Astrophysik geht man davon aus, dass der Kosmos durch einen Urknall entstanden ist. Kannst du das bestätigen?

Oskar: Nein, die Frage nach diesen Schöpfungsbedingungen kann ich dir nicht beantworten.

Ich habe schon einmal mit einem anderen Geistwesen, das sich Lehmann nannte, Gespräche über Physik geführt. Könntest du mir den Kontakt zu Lehmann herstellen?

Oskar: Ich werde es weiterleiten, du wirst dann gerufen.

࿐ • • • ࿐

Nach einigen Tagen kam es dann während einer Meditation zum Kontakt mit der Wesenheit Lehmann.

࿐ • • • ࿐

Lehmann: Du hast mich gerufen, weil du wissen wolltest, ob eure Vorstellung vom Urknall der Wirklichkeit entspricht. Sie ist falsch *und* richtig. Das liegt daran, dass euer Denken Probleme hat mit den Begriffen Ewigkeit und Unendlichkeit. Ein besonderes Hindernis ist dabei für euch die Ewigkeit. Ihr seid in der Zeit Gefangene, und ihr habt nur ein begrenztes Bewusstsein. Die Zeit, wie ihr sie erlebt, gibt es einzig und allein in eurem wahrnehmbaren Kosmos, und sie hat lediglich in der materiellen Welt ihre Bedeutung.

Das ist der Grund dafür, dass ihr einen spontanen Entstehungszeitpunkt für eure Welt erwartet.

Kannst du mir eine verständliche Erklärung geben, wie die Welt, die wir wahrnehmen, erschaffen wurde?

Lehmann: Ich glaube, das wird etwas mehr Zeit in Anspruch nehmen, natürlich nur für dich. Wir müssen nämlich zunächst

Einiges auf einen vergleichbaren Nenner bringen. Als Erstes sollten wir bestimmte Gesetzmäßigkeiten erkennen und festlegen, damit wir einen Rahmen für unsere Verständigung bekommen. Die erste Grundlage dafür ist, dass die ganze Schöpfung der Polarität unterliegt, der Schöpfer aber nicht.

Ich möchte es mal mit meinen Worten sagen. Das kosmische Bewusstsein, Gott, ist die Einheit, und alles, was wir wahrnehmen und wahrnehmen werden, ist bipolar.

Lehmann: Grundsätzlich ist das so, bis auf einige Phasen der Wechselwirkung zwischen den Polaritäten.

Meinst du damit unsere Seele, die zwischen Geist und Materie vermittelt?

Lehmann: Die Seele gehört dazu, doch der ganze Raum zwischen Geist und Materie ist ein Raum der Vermittlung oder, nach euren Vorstellungen, der Beseelung.

Und dieser Raum der Vermittlung ist voller Urenergie, wie mir gesagt wurde?

Lehmann: Ja, das ist ganz eindeutig der Fall, doch diese Urenergie hat nichts mit den Energien gemeinsam, die ihr sonst in eurem Universum kennt.

Kannst du mir Unterschiede zwischen der Urenergie und unseren Energien nennen?

Lehmann: In dieser Transformationsebene gibt es keine Zeit, keine Gravitation und keinen Elektromagnetismus und selbstverständlich auch keine Masse. Jedoch gibt es eine für euer Denken unvorstellbar schnelle Vibration oder, mit einem anderen Wort, Oszillation.

Mir wurde gesagt, dass die ganze Schöpfung nach universellen Gesetzen erschaffen wurde. Sind diese Gesetze auch für uns gültig und gehört die Oszillation dazu?

Lehmann: Als Gleichnis schon, aber bedenke, in der Transformationsebene mit der Urenergie gibt es keine Zeit und keine Gravitation, nicht einmal Licht.

Jetzt habe ich ein Problem: Wie kann ich mir diese Ebene vorstellen, in der keine Zeit, keine Gravitation und keine mir bekannte Energie existiert, und selbstverständlich auch keine Masse?

Lehmann: Wir werden dir für deine nächste Meditation ein bildliches Gleichnis vorbereiten. Und zu deiner Unterstützung werden wir in diese Bilder die Zeit so einbeziehen, dass du überhaupt erst einmal Gelegenheit bekommst, etwas von der Transformationsebene zu verstehen.

Einige Tage später bekam ich in der Meditation von Lehmann Bilder und die entsprechenden Erklärungen dazu.

Lehmann: Wir werden dir die Transformationsebene mit der Urenergie zeitlich gedehnt zeigen. Stell dir bitte das Zeitlose als Knäuel vor, der abgewickelt wird, oder wie ein Gummiband, das in die Länge gezogen wird, aber nur als Hilfe für deine Vorstellung.

In Bildern sah ich dann schwingende, pulsierende Felder, die sich nach allen Seiten – nach oben und nach unten, nach vorn und nach hinten – wirbelnd ausdehnten und gleichzeitig zentrierten. Ein chaotisches Pulsieren, das doch irgendwie ordnend wirkte. Es bildeten sich Strahlen, aber auch gleichzeitig Wirbel.

Nachdem ich es einen Moment betrachtet hatte, erkannte ich eine Ordnung, die sich in vier Strukturen unterschiedlicher Dynamik zeigte. Auf die Frage an Lehmann, welche Bedeutung diese vier Strukturen haben, erhielt ich folgende Antwort.

Lehmann: Diese vier Transformationsimpulse aktivieren die ruhende Urmaterie und die euch bekannten und zum Teil auch die euch noch nicht bekannten physikalischen Gesetzmäßigkeiten in eurer Welt, mit den bekannten und noch nicht bekannten Erscheinungsformen.

Kannst du mir das Aktivieren genauer erklären?

Lehmann: Das wird schwierig, denn dieser Aktivierungsvorgang findet in den kleinsten Teilchen der unsichtbaren Urmaterie statt. Der Vorgang ist am Anfang für euch unsichtbar, erst wenn die hierbei aktivierten, mitbestimmenden Gesetze ihre Wirkung entfalten, tritt die Urmaterie in Erscheinung.

Sehr vereinfacht möchte ich es dir als ein Gleichnis erklären: Die Idee aus dem Kosmischen Bewusstsein, Gott, wird als Zeichnung, als energetisches Muster in die Ebene der Urenergie übertragen. Dieses Muster überträgt die Urenergie, bei der Aktivierung der Urmaterie, in alle erwünschten Erscheinungsformen der physischen Welt.

Was erwirken die vier leicht unterschiedlichen pulsierenden Felder, die du mir zeigst?

Lehmann: Ausgehend von der Schöpfungsidee werden in der Urenergie die Aktivierung und die Gesetze für die Urmaterie festgeschrieben und über vier unterschiedliche Impulsfelder verdichtet. Ich nenne sie dir gern. Da ist einmal die schwache und starke Kernkraft, die eure Physiker schon erkannt haben. Ein weiteres Impulsfeld aktiviert die Photonen und Elementarteilchen aus der Urmaterie und erwirkt in eurem Universum Elektromagnetismus. Das dritte Impulsfeld schließlich erwirkt bei euch die Gravitation.

Und was ist mit dem vierten Impulsfeld?

Lehmann: Dieses Feld ist für die Erschaffung der Zeit zuständig und die damit verbundene Verwirklichung in allen Abläufen der materiellen Welt, auch in den drei anderen Impulsfeldern, die eure Welt formen. Die so geschaffene Zeit garantiert alle physikalischen Abläufe in eurer materiellen Welt.

Du erwähnst immer die Schöpferkraft. Ist sie für uns wirklich so sehr von Bedeutung?

Lehmann: Unbedingt, denn aus der Einheit, aus Gott, entsteht die Schöpfung, das Universum. Die hochgradig pulsierende Urenergie ist nur der Vermittler.

Jetzt verstehe ich die Redewendung aus der christlichen Religion: Wir sind Kinder Gottes. Denn so, wie du mir die Schöpfung erklärst hast, geht alles in unserer Welt aus der Idee des göttlichen Bewusstseins hervor.

Lehmann: Und nun ist eigentlich der richtige Zeitpunkt für die Frage, die du mir vorhin gestellt hast: »Geht daraus auch euer Schicksal und euer Karma hervor?«

Dann beantworte mir jetzt diese Frage.

Lehmann: Du kannst sie dir eigentlich selbst beantworten. Wenn ihr Kinder Gottes seid, seid ihr auch werdende Götter. Das ist die Wahrheit. Die Entwicklung des Lebens ist im Schöpfungsplan so angelegt, dass Teile des Weltengeistes sich in einer Zeitkapsel selbst zu organisieren lernen. Dazu gehört, die Materie zu nutzen und sich an die gegebenen Bedingungen anzupassen.

All die vom Leben gemachten Erfahrungen werden registriert, weitergegeben, vermittelt, und so entwickeln sich in der materiellen Welt Bewusstseinskerne. Diese Bewusstwerdung ist materielle Intelligenz, besitzt kreative Freiheiten, in einem begrenzten Freiraum, muss sich aber an bestimmte vorgegebene Gesetze halten. Werden die vorgegebenen Grenzen nicht eingehalten, dann werden von der höchsten Instanz Korrekturen eingeleitet. Solche Korrekturen können so weit gehen, dass ihr es als Schicksal oder Karma erlebt.

Du sagst, das Leben bildet durch Lernen Bewusstseinskerne. Wie ist das mit dem Sterben zu vereinbaren, wenn alle Erfahrungen mit dem Tod zu Ende gehen?

Lehmann: Ich sagte dir, dass die Schöpfung bipolar ist, und euer Bewusstsein somit auch. Alles in eurer Welt, und du ebenfalls, ist vom Geist der Schöpfung erschaffen und trägt den Geist in sich. Sollten die Bedingungen für das Leben nicht mehr tragbar sein, kehrt der Geist in die Dimension seiner Herkunft zurück und nimmt alle Erfahrungen mit. Damit nicht alle im Leben erworbenen Erkenntnisse und Erfahrungen des materiellen Bewusstseins verloren gehen, wird schon zu Lebzeiten dafür gesorgt, dass nicht erst am Ende einer Lebensspanne alles Durchlebte in das Allbewusstsein der Schöpfung zurückfließen muss. So werden schon zu Lebzeiten von allen Bewusstseinskernen Duplikate in der geistigen Welt angelegt und stehen dem Kollektiv und einzelnen Wesen als Grundlage zur Verfügung.

Meinst du damit das, was wir das Höhere Selbst nennen, oder ist es nur das Unbewusste?

Lehmann: Für euch Menschen ist es das Höhere Selbst. Für Kleinstlebewesen, Pflanzen und Tiere sind es Arten-, Rassen- und Gruppenaufzeichnungen, die eurem Höheren Selbst sehr ähnlich sind.

Könnte ich mit meinem Höheren Selbst Kontakt aufnehmen und die dort abgelegten Erfahrungen nutzen? Ist das ein möglicher Weg für die Zukunft?

Lehmann: Das tust du doch schon immer über dein Unbewusstes und erfährst über Neigungen, Bedürfnisse, Ahnungen und vor allen über deine Talente, die ihr angeborene Fähigkeiten nennt, deinen Schatz, das Wissen deines Höheren Selbst.

Das ist klar gesagt, und für mich ist es die Erklärung, warum wir sagen, dass wir geistige Wesen sind.

Lehmann: Ihr seid noch mehr, ihr tragt auch eine, wenn auch bescheidene Verantwortung in der materiellen Schöpfung mit.

Wir dürfen unsere Umwelt nicht zerstören und vergiften, meinst du das?

Lehmann: Das würde nur karmische Prozesse herbeiführen. Ihr seid Beobachter und Mitgestalter im Schöpfungsprozess, und ihr seid vor allem Botschafter.

Kannst du mir das bitte genauer erklären? Warum sind wir Botschafter?

Lehmann: Gott, euer Schöpfer, hat das Leben erdacht und erschaffen mit der Maßgabe, dass das Leben sich selbst und die physische Schöpfung erkennt. Damit verbunden ist für euch Forschung und Erkenntnis, kreatives Wirken in der und mit der Materie. Und weil ihr alle Erlebnisse und Erkenntnisse im Höheren Selbst ablegt, erfährt Gott über euer geistiges Potenzial seine Schöpfung. Dazu gehört auch das Bewusstwerden der menschlichen Möglichkeiten, die das Leben anheben. Eure Rolle als Botschafter beruht also auf Empfangen (nicht gedachtes Denken, Intuition und Inspiration) und Vermittlung zu eurem Höheren Selbst.

Jetzt verstehe ich auch, warum alle Menschen neugierig sind, und viele von uns Freude an neuen Entwicklungen haben.

Lehmann: Die Neugierde ist zum Beispiel ein kollektives Talent, erschaffen durch Erkenntnisse und Entwicklungen eurer Ahnen, die ihr dann weiter vervollständigt.

Dazu kommt mir eine Frage in den Sinn. Unsere Vererbung ist das Produkt unserer Ahnenreihe. Ist die Vererbung über unsere Gene auch im Höheren Selbst aufgezeichnet?

Lehmann: Es werden nur die Erfahrungen, die ein Lebewesen durch das Erbmaterial macht, im Geistigen aufgezeichnet. Der physische Anteil des Erbes ist das Ausleben vererbter Bedingungen während der Inkarnation. Dazu gehört auch der Aufgabenbereich, den ihr als Beobachter und besonders als Mitgestalter in der Schöpfung übernommen habt. Das Mitgestalten bewirkt, dass alle gemachten Erfahrungen im Geist abgelegt werden, in eurem Höheren Selbst.

Und weshalb lässt die Schöpfung es zu, dass Forscher und Wissenschaftler Genmanipulation betreiben, obwohl das ein gefährliches Spiel für das Leben ist?

Lehmann: Wenn die Genmanipulation eine Bedrohung für das Leben wird, dann wird es schon wirkungsvolle karmische Korrekturen geben. Habe deshalb keine Sorge, der freie Wille von euch Menschen wird nicht nur überwacht, sondern notfalls auch beschnitten.

Vielen Dank, das beruhigt mich. Ich möchte noch einmal auf das Höhere Selbst zurückkommen. Kann ich mir das Höhere Selbst wie einen elektronischen Speicher vorstellen?

Lehmann: Dein Vergleich ist gut, obwohl die Wirklichkeit anders aussieht. Ihr Menschen habt keine Möglichkeit, das Höhere Selbst in seinen Funktionen zu beschreiben.

Schon die Funktionsweise *eures* Gehirns ist noch lange nicht erforscht und zur Gänze erkannt und das, obwohl es doch euer integrierter Bewusstseinsspeicher ist und ihr ununterbrochen auf seine korrekte Funktion angewiesen seid.

Du schaffst es immer wieder, mir zu zeigen, wie wenig wir über unser sich entwickelndes Bewusstsein, über unsere Lebensbedingungen, eigentlich wissen.

Lehmann: Da hast du recht, doch hab Zuversicht. Die Entwicklung und das Wissen über euren Körper und in Bezug zum Leben machen große Fortschritte. Die biologische Physik wird euch noch viele Erkenntnisse liefern. Auch die Feinmesstechnik und die elektronische Datenverarbeitung werden dazu beitragen, und es gibt viele Erwachte, die wie du mit außersinnlicher Begabung die Entwicklung des menschliches Bewusstseins erweitern.

Ich suche noch immer nach einer Erklärung, wie ich mir die Informationsübertragung von der Urenergie zur Urmaterie und zur vorhandenen Materie vorstellen kann.

Lehmann: Diese Frage kann ich höchstens in Gleichnissen erörtern, denn allein auf Grund eurer Erfahrungen in der materiellen Welt seid ihr nicht in der Lage, euch die Transformationsebenen der Urenergie vorzustellen.

Gehen wir zunächst davon aus, dass es sich dabei um zwei unterschiedliche Dimensionen handelt: die materielle Struktur, in der ihr eure Erfahrungen macht, und die Zwischenebene mit der Urenergie. Diese Zwischenebene kann von euch in ihrer Wirkungsweise nicht verstanden werden. Die Erkenntnissperre für euch ist dabei hauptsächlich die Zeit.

Ihr seid an die zeitlichen Abläufe in eurer Dimension gebunden. Die Zeitlosigkeit jenseits eurer Erlebnisebene und die völlig anderen Gesetze, die diese Ebene regulieren, könnt ihr mit eurem Wissen und euren Erfahrungen nicht verstehen. Gesetze, die nichts mit euren physikalischen Gesetzen gemein haben, vermögen nur Wenige unter euch Menschen auszudrücken, und wenn, dann höchstens in Zahlen und Formeln.

Nun begann über mehrere Monate ein Fragen und Antworten zwischen Lehmann und mir. Es war kein fortlaufender Dialog, meistens ging es in einer Meditation nur um eine kurze Antwort auf eine Frage. Ich werde hier alles zusammenfassend so wiedergeben, wie ich es verstanden habe. Die für mich und vielleicht auch für Sie als Leserin oder Leser wichtigen Antworten werde ich hervorheben.

Wenn ich von einer Zeit von mehreren Monaten spreche, dann deshalb, weil ein Kontakt zur geistigen Welt nicht zu vergleichen ist mit Gesprächen oder Telefonaten hier auf der

Erde. Ein Kontakt zur geistigen Welt verlangt eine bestimmte meditative Einstellung, die nicht immer gelingt. Es geht dabei um eine Art Feinjustierung, denn alle Durchsagen, aber auch meine Fragen unterliegen bestimmten Voraussetzungen, die nicht immer gegeben sind. An manchen Tagen gelingt es problemlos, einen Kontakt herzustellen, an anderen nicht. Bildlich gesprochen: Mal geht die Tür auf, mal bleibt sie zu. Ich muss also auf die Gunst der Stunde, auf den richtigen Augenblick warten.

Beginnen wir mit der Zusammenfassung ...

Die geistige Welt, Gott, kosmisches Bewusstsein, der Weltengeist erwirkt über oszillierende Kräfte ein Vermittlungsfeld. Der unendlich schnell pulsierende zeitlose Geist erschafft die Urenergie, eine Zwischenebene, gleichzeitig mit allen Gesetzen, und diese werden mit allen Informationen an die Urmaterie weitergegeben. Bei der Übertragung zur Urmaterie entsteht aus dem Zeitlosen die Zeit, und diese erwirkt mit anderen Informationen die Entstehung der materiellen Welt, das Raum-Zeit-Kontinuum. Die treibende Kraft, die alle Dimensionen durchdringt, ist eine unendlich schnelle Oszillation. Sie ist gleichzeitig aufgrund ihres pulsierenden Charakters die Polarität, welche die ganze Schöpfung durchdringt. In Form von Wirbeln, pulsierenden Spiralen, atmet, schwingt das kosmische Bewusstsein. Diese Oszillationen, vom Weltengeist ausgehend, drücken sich auch in unserem Bewusstsein aus. Als weder noch, sowohl als auch, Sein oder Nichtsein. Unser menschliches Bewusstsein empfängt die Polarität durch

Inspiration und Intuition, als außersinnliche Wahrnehmung, und unser Denken wird polarisiert.

Bei der Übertragung von der Urenergie zur Urmaterie bilden sich Wellenfronten, die aber nicht vergleichbar mit Funkwellen sind. Diese gehen mit der Urmaterie (dunkle Materie, Vakuumenergie?) in Resonanz. Es ist eine Transformation von Bewusstsein, wir können sie die Beseelung der Welt (der Welt der Erscheinungsformen) nennen. Dabei entsteht bei dieser Transformation und Information die Vierdimensionalität in der materiellen Welt, das Raum-Zeit-Kontinuum. In diesem Resonanzfeld entstehen nicht nur Raum und Zeit, es entfalten sich auch die dazugehörigen Gesetzmäßigkeiten unserer materiellen Welt. Die Zeit ist als vierte Kraft in dieser Dreidimensionalität der Garant, dass alles nach den physikalischen Gesetzmäßigkeiten abläuft. Verändert sich die Zeit, verändern sich die Gesetzmäßigkeiten in der materiellen Welt.

Betrachten wir die Berührungsebene zwischen den beiden Dimensionen etwas detaillierter, so haben wir in der stofflichen, sichtbaren Welt vier Aggregatzustände: fest, flüssig, gasförmig und plasmatisch. Demgegenüber stehen vier aktive Informationsfelder, die aufgrund ihrer Feinstofflichkeit für uns nicht wahrnehmbar sind. Nicht vergessen dürfen wir, dass die feinstofflichen Informationsfelder vom zeitlosen kosmischen Bewusstsein strukturiert werden. Nochmals betonen möchte ich deshalb, dass es in der Schöpfung zwei Transformationen gibt, vom Weltengeist zur Urenergie und von der Urenergie zur Urmaterie. Dabei spielt die Übertragung aus dem Zeitlosen (dem Ewigen Jetzt) in unsere materielle Welt (die sich entfaltende Zeit) eine besondere Rolle. Die Zeit strukturiert nicht nur alle Abläufe in unserem sichtbaren Universum, sie bildet auch gleichzeitig eine Art Gefängnis für unser Bewusstsein. Das einzige Tor, das wir in diesem Zeit-Gefängnis haben, ist die menschliche Medialität, die außersinnliche Wahrnehmung. Das Gute dabei ist, dass die Dominanz der Polarität im gesamten Kosmos außersinnliche Kommunikation in beide Richtungen zulässt und ermöglicht.

Wie schon gesagt, die Polarität als Dominanz, hervorgerufen durch die Oszillationen, ist für uns ein Zustand, den wir nicht verlassen können. In unserer materiellen Welt können wir das kosmische Ein- und Ausatmen, das pulsierende Zusammenspiel von Urenergie und Urmaterie, höchstens als Ober- oder Untertöne verstehen. Aber wir wissen, dass ein Pulsieren zu einer Kraftsteigerung führt. So nutzen wir den pulsierenden Wechselstrom und die gepulste Kraft der Laserfunktionen, und diese Krafterhöhung durch Vibration findet in vielen maschinellen Gerätefunktionen Anwendung.

Auch wurde mir von Lehmann gesagt, dass die Resonanz zwischen der Urenergie und der Urmaterie auf Vibrationen beruht. Die vier aktiven feinstofflichen Informationsfelder erwirken bei der Berührung mit der Urmaterie eine Abbremsung der Oszillationsgeschwindigkeit, vergleichbar mit Kondensieren oder Kristallisieren, den Wechsel in einen anderen Aggregatzustand. In dieser Berührung zweier Dimensionsfelder entstehen die physikalischen Grundstrukturen und die physikalischen Gesetze, die Gravitation, der Elektromagnetismus und die starke und schwache Kernkraft. Gleichzeitig entsteht, gegeben durch die Oszillationen, eine Rückkopplung. Das kosmische Bewusstsein erkennt beim Erschaffen und Wirken in allen Dimensionen das Erschaffene anhand von Resonanzen und Dissonanzen in der pulsierenden

Schwingung und kann über Konsonanz und Interferenz korrigierend eingreifen.

Mehrmals ging Lehmann in den Durchsagen auf den Faktor Zeit ein, so sagte er mir: »Die Zeit, geboren aus der Zeitlosigkeit, ist notwendig, weil sich in der materiellen Welt die Ideen der Schöpfung nur in deutlich langsameren Abläufen verwirklichen können.« (Masseträgheits-Prinzip.) Auf meine Frage, woher die Energie kommt, die wir in unserem Umfeld nutzen und wahrnehmen, wurde mir erklärt: »Die Oszillationen bewirken Expansion und Kontraktion, und beide erzeugen Wirbel, Wirbel erzeugen Wirkung, und Wirkung erzeugt wieder Wirbel.« (Energieerhaltungsgesetz.)

Desweiteren wurde mir gesagt, das Pulsieren der feinstofflichen Energie in den vier Hauptfeldern erzeuge kleine, für uns unsichtbare Wirbel. Die Aktivierung der Urmaterie durch die unsichtbaren, masselosen, aber energiereichen feinstofflichen Wirbel finden, so Lehmann, ihre Resonanz in den kleinsten Elementarteilchen, von denen wir noch nicht alle kennen. Dabei entstehen auch die Teilchen, die wir Neutrinos nennen. Die Familie der Neutrinos ist eine Art Funkenschlag bei der Berührung beider Dimensionen. Aufgrund ihrer Masselosigkeit sind sie in der Lage, zwischen beiden Dimensionen zu wechseln, und können auch Informationen übertragen. Eine Ähnlichkeit besteht zu den Lichtquanten, die als Teilchen oder als Welle erscheinen können. Sie sind gebremste Urenergie, von der unendlichen schnellen Schwingung hinunter zur Lichtgeschwindigkeit.

Auf weitere Fragen an Lehmann über die Entstehung der Welt, unserer sichtbaren Welt, erhielt ich Antworten, die ich ebenfalls komprimiert weitergeben möchte: Angeregt durch die unsichtbare Urenergie gehen alle subatomaren Teilchen der Urmaterie, Elektronen, Neutronen, Protonen und so weiter in wirbelnde Aktion. Durch das Zusammenspiel von Elektromagnetismus mit der starken und der schwachen Kernkraft bilden sich aus subatomaren Teilchen Wasserstoffatome und zum Teil Heliumatome, und diese verdichten sich zu Wasserstoffwolken. Durch die Gravitation als eine weitere Wirkkraft verdichten auch sie sich wiederum, und so entstehen Himmelskörper bis hin zu Sonnen und Galaxien.

Interessant war hierbei besonders eine Durchgabe:

» Bevor Himmelskörper und Sonnen in einer Galaxie entstehen, muss als Erstes ein Schwarzes Loch erschaffen werden. Nur durch diese mächtigen Schwerkraftkerne konnte sich euer sichtbares Universum so entwickeln, wie ihr es kennt. «

Schwarze Löcher, so wurde mir gesagt, sind bei der Aktivierung der Urmaterie der Gegenpol zur Materie. Schwarze Löcher sind das Gleichgewicht im polaren Kosmos, ein Entstehen und Vergehen der Materie.

» Ihr könnt es euch als das größte Ein- und Ausatmen der Schöpfung vorstellen, und das Entstehen von Schwarzen Löchern könnt ihr als das ansehen, was ihr Urknall nennt, nur mit dem Unterschied, dass es die Entstehung von Schwarzen Löchern schon immer gibt, seit Ewigkeit. «

Als ich Lehmann fragte, ob sich im Kosmos Materie (Wasserstoff) einzig in bestimmten Zonen bildet, empfing ich von ihm diese Antwort:

»Das kann an jedem Ort zu (aus eurer Sicht) jeder Zeit entstehen, denn jeder noch so kleine Raum im Universum ist voll inaktiver Urmaterie (dunkler Materie?). Die physikalischen Gesetze im Zusammenspiel mit Materieverdichtung im Kosmos führen zur Bildung von Himmelskörpern und Sonnen, und diese üben einen Sog auf die Urenergie, Vakuumenergie, aus, so dass im Inneren der Himmelkörper ab einer bestimmten Größe die Entstehung von Materie begünstig wird.«

Dazu fragte ich Lehmann: »Können Himmelkörper von innen heraus wachsen?«

Lehmann: Ja, sie können an Masse zunehmen. Wenn es sich um Sonnen handelt, verlieren sie durch ihre Abstrahlung meistens das Hinzugewonnene wieder.

Und wie steht es mit der Erde, wächst sie etwa weiter, weil sie keine Sonne ist?

Lehmann: Es ist vielleicht schwer zu glauben, aber eure Erde hat sich seit ihrer Entstehung im Durchmesser fast verdoppelt. Sie war, nachdem sich das Sonnensystem mit seinen Planeten geformt hatte, in den ersten Milliarden Jahren ein reiner Wasserplanet. Durch das Entstehen neuer Materie dehnte sich die Erdkugel aus, und die erstarrte Erdkruste brach auseinander. Die Erdteile entstanden, wie Inseln im Meer, weil das Wasser sich auf der immer größer werdenden Oberfläche verteilte, und dieser Prozess hält weiterhin an.

Ein anderes Mal stellte ich zu diesem Thema Lehmann die folgende Frage: »So, wie ich es verstanden habe, ist der Raum der Urmaterie voller Energie, die sich erst durch Einwirken der Urenergie zu Materie verdichtet, und gleichzeitig entstehen elektromagnetische und atomare Kräfte. Gibt es eine Möglichkeit, aus der, ich nenne es mal, dunklen Materie oder Vakuum-Energie nutzbare Energien für unsere Welt zu erzeugen?«

Lehmann: Eure Wissenschaftler und Ingenieure werden es in Kürze schaffen.

Und wie?

Lehmann: Sie werden das Geheimnis der Oszillationen, der pulsierenden Energie, aufdecken und als Energiegewinnung anwenden lernen. Wenn die Energien der Urmaterie eure materielle Welt in gepulste Resonanz versetzen, wird es von der Urenergie eine energetische Freisetzung unvorstellbarer Größe geben. Diese Möglichkeit ist infolge der Polarität gegeben, im Besonderen durch die polaren Kräfte des Elektromagnetismus. Selbst die Gravitation kann durch gepulste Resonanzen verändert werden.

Es geht also bei der Gewinnung von Energie um Resonanzphänomene zweier unterschiedlicher Dimensionen, habe ich es so richtig verstanden?

Lehmann: Sehr grob ausgedrückt ja, doch die Resonanzen finden im Bereich der subatomaren Teilchen, in der Berührungszone der Urmaterie, ihr nennt sie Dunkle Materie, mit der Urenergie statt.

Für mich wäre es denkbar, dass bei diesem Vorgang nicht Materie, sondern reine Energie entsteht, und wenn ich mit meinem wenigen Wissen deinen Aussagen folge, dann verläuft der Weg über den Magnetismus. Kannst du mir das bestätigen?

Lehmann: Über den Umfang des Magnetismus fehlt euch noch Erkenntnis. Deshalb darf ich nur so viel sagen: Magnetismus ist die einzige euch bekannte Energieform, die Informationen zwischen beiden Dimensionen, eurer physischen Welt und der Urenergie, übertragen kann.

Bei einem Dynamo, einer Lichtmaschine, sind es entsprechend angeordnete Magnete, die, wenn sie aus ihren magnetischen Feldern gezogen werden, Elektrizität erzeugen. Hierzu nun eine Frage: Warum nutzen sich die Magnete eigentlich nicht ab, da sie doch Energie liefern?

Lehmann: Du vermischst hier zwei Dinge. Einmal ist eine mechanische Kraft notwendig, damit Elektrizität aus Magneten entsteht, zum anderen eine Energie, die aus einem anderen Potenzial stammt. Nun zu deiner Frage: Materie, die ein Magnetfeld hat, steht in einem schwachen, aber ständigen Energieaustausch mit der Urenergie. Diese Wechselwirkung hält die atomare Struktur als Resonanzfeld aufrecht und wirkt gleichzeitig wie ein Fenster zur oszillierenden Urenergie.

Du nennst unseren materiellen Magnetismus ein Fenster zur oszillierenden Urenergie. Hat diese Verbindung denn einen Wellencharakter?

Lehmann: In eurer Welt schon, besonders dann, wenn Magnetismus im Wechsel zur Elektrizität steht, als Elektromagnetismus, den ihr zu nutzen gelernt habt. Auf der Ebene der Urenergie kennen wir keine Wellen, nur als Repräsentant der extrem schnellen Oszillation.

Magnetismus kann also in unserem materiellen Kosmos als Welle erscheinen, in der Urenergie als Oszillation. Ist die Berührung dieser unterschiedlichen Bewegungsmuster zuständig für die Bildung von Materie?

Lehmann: Wie ich dir in Bildern gezeigt habe, sind verschiedene Impulsfelder für die Aktivierung der Urenergie zuständig, doch sie bedingen sich gegenseitig, sie greifen ineinander. Werden die kleinsten Elementarteilchen der Urmaterie von der Urenergie in wirbelnde Muster versetzt, entstehen gleichzeitig die physikalischen Gesetze, für alle atomaren und molekularen Prozesse. Bedingt durch die atomaren Strukturen tritt als weitere Kraft der Elektromagnetismus in Erscheinung, und der wiederum bedingt in eurem Kosmos die Gravitation.

Die Aktivierung der Urmaterie beinhaltet eine extreme Kraft der Zusammenballung der wirbelnden Elementarteilchen und schließt ab mit dem schwachen Zusammenhalt der Gravitation. Bei allen deinen Überlegungen solltest du aber berücksichtigen, dass es ist im Endeffekt nur eine universelle Kraft der Schöpfung gibt, die alle vielschichtigen Erscheinungsformen der Materie und eurer Energie hervorbringt.

Ich habe dazu eine Frage: Besteht die aktivierte Urmaterie unserer Welt der Atome aus etwas Festem oder ist es reine Energie?

Lehmann: Das ganze Universum, die ganze Schöpfung, ist reine Energie in verschiedenen Erscheinungsformen, und diese stehen in ständiger Wechselwirkung zueinander, sie bedingen sich gegenseitig, weil sie alle aus der gleichen Quelle hervorgehen. Etwas Festes als Materie, wie ihr es erlebt, entsteht nur, weil in eurer Welt das Unendliche überall durch die Erschaffung der Zeit das ewige Jetzt erstarren lässt und ihr das ewige Jetzt nur als Vergangenheit oder Zukunft erfahren könnt.

Durch deine Erklärung fühle ich mich selbst jetzt sogar gedanklich ganz erstarrt. Auf welche Weise kann ich die Materie, die ich wahrnehme, denn mit der Zeit in Bezug setzen?

Lehmann: Nochmals, in der Schöpfung und in der Zwischenebene, der Urenergie, existiert keine Zeit, nur Gegenwart, das Ewige Jetzt. Diesen Zustand kannst du in Gedanken nicht erfassen, du hast kein Bewusstsein dafür, du kannst es nur glauben. Deshalb haben wir dir vorgeschlagen, dir die jenseitigen Ebenen als unendlich schnelle Schwingung vorzustellen. Aus der Schöpfung wird die Zeit erschaffen, und diese erwirkt weitere drei Dimensionen, und das führt dann dazu, dass die unendlich schnelle Schwingung in einen für euch wahrnehmbaren Bereich gelangt, euer Körper und eure Wahrnehmung gehören dazu. Ihr könnt eure Welt aber einzig so wahrnehmen, wie ihr sie bisher erfahren habt.

Es liegt nur an eurer angepassten Wahrnehmung, dass für euch die Welt feste Substanz besitzt.

Wir erleben also die Materie so, wie sie ist, weil auch wir so sind, oder sollte ich sagen: Die Evolution mit dem Geist des Lebens hat sich ganz bewusst so entfaltet, damit wir die materiellen Bedingungen genau so erleben, wie wir sie erleben? Liege ich richtig, wenn ich daraus folgere, dass die Schöpfung bewusst diesen Weg gewählt hat, damit wir mit unserem menschlichen Bewusstsein unsere Welt der Erscheinungsformen erkunden und erforschen und als Botschafter unsere Wahrnehmungen an den Geist der Schöpfung rückmelden?

Lehmann: Sinngemäß hast du recht. Ich gebe aber zu bedenken, dass der ganze materielle Schöpfungsprozess in eurem Kosmos eine Größenordnung aufweist, die weit außerhalb eures Vorstellungsvermögens liegt.

Gibt es auch Leben auf anderen Planeten in unserem Universum?

Lehmann: Meinst du, Gott ist so verschwenderisch und kreiert so viele Sonnen mit Planeten in eurem Milchstraßensystem und in Milliarden anderen Galaxien, um dann nur auf eurer Erde Leben entstehen zu lassen?

Einige Tage später suchte ich wieder den Kontakt zu Lehmann. Mir fehlten immer noch Erklärungen über Gesetzmäßigkeiten, die auch die Physik noch nicht erklären konnte. So stellte ich erneut die Frage: »Wir sprachen doch schon über Magnetismus und Elektrizität, über die Erzeugung von Elektrizität nach dem Dynamoprinzip. Was geschieht bei der sehr effektiven Form der Stromerzeugung, wenn Elektrizität durch oder mit einem Dynamo gewonnen wird?«

ᘓ • • • ᘐ

Lehmann: Eure Physiker haben darüber klare Vorstellungen. Sie haben die Gesetze erkannt, die dahinter stehen, doch weil Elektrizität und Magnetismus für eure Augen nicht sichtbar sind, könnt ihr nur anhand der gesetzmäßigen Abläufe darauf schließen, wie die geladenen Teilchen aussehen könnten oder sollten. Es ist richtig, dass die in einen Spin versetzten Elektronen und Protonen die elektrische Ladung repräsentieren.

Das ist für mich nichts Neues, doch wie kommt die elektrische Ladung zustande?

Lehmann: Sie entsteht, wenn die Fenster zur Urenergie geöffnet werden und die unendlich schnelle Oszillation der Urenergie in die dafür notwendige Urmaterie eindringt und Wirbel erzeugt, die ihr Elektronen nennt. Die Wirbel-Ladung der Elektronen entsteht aus dem Bremsvorgang der unendlich schnellen Oszillation in eurer trägen Welt. Dieser Bremsvorgang erzeugt auch das, was ihr Gravitation nennt.

Habe ich dich richtig verstanden? Der Bremsvorgang der ultraschnellen Vibration der Urenergie erzeugt die elektrische Ladung der Elektronen, wenn in der Materie magnetische Felder aus ihren atomaren Strukturen herausgerissen werden und Magnetismus aus der Urenergie nachfließt?

Lehmann: So kannst du es sehen. Bedenke dabei, dass, wie ich schon sagte, Magnetismus die Energieform ist, die in beiden universellen Erscheinungsformen existiert.

Wenn der in der Materie ruhende Magnetismus, ruhend aus der Sicht der Urenergie, aus dem atomaren Gefüge herausgezogen wird, fließt, in eurem Sinne, automatisch Magnetismus aus der Urenergie nach.

Wie du sagst, die Fenster öffnen sich. Wenn das so ist, müsste doch auf beiden Seiten von Materie und Urenergie die gleiche Energiedichte bestehen, ist das so?

Lehmann: So ist es. Mit dem Unterschied, dass sich in eurem Kosmos alle Elementarteilchen in einem Spin und/oder als Wellenmuster bewegen, während es in der Urenergie nur die unendlich schnelle Vibration oder Oszillation gibt.

Und die erzeugt, über den nachströmenden Magnetismus, durch den Bremsvorgang dann eine Veränderung in der Energie? Aus Oszillation wird dadurch Spin, aus Magnetismus Elektrizität, darf ich das so verstehen?

Lehmann: Vereinfacht ist es so.

Du beschreibst diesen Vorgang symbolisch als Fenster. Gibt es noch eine andere Möglichkeit, dieses Fenster zu öffnen, quasi als Fenster für freie Energie in Form von Elektrizität ohne die großen stromerzeugenden Maschinen, wie wir sie heute benutzen?

Lehmann: Solche Möglichkeiten bestehen, und ihr werdet sie auch bald nutzen können. Doch wie alles, was neu ist und ein großes Potenzial besitzt, steckt es natürlich voller Gefahren. Wenn eure Wissenschaft und Technik diese unerschöpfliche

Energie jetzt schon ohne Anpassung erzeugen könnte, würde sie eure Zivilisation ins Chaos stürzen. Die Energieversorger und Lieferanten würden mit allen Mitteln gegen eine freie Energieerzeugung ankämpfen.

Und ihr aus der geistigen Welt steuert es so, dass die Entwicklungen einigermaßen schmerzfrei verlaufen, richtig?

Lehmann: Die Schöpfungsvorgaben sind einzuhalten, und wir dürfen mitgestalten, damit der Entwicklungsprozess im materiellen Bewusstsein, so wie ihr es nutzt, einen geregelten Rahmen bekommt.

Und wenn dieser Entwicklungsprozess für uns Menschen abgeschlossen ist, dürfen wir uns mit Gott vereinen?

Lehmann: Die Vereinigung, wie du sie dir vorstellst, wird es nie geben. Gott, der Schöpfer, ist und bleibt seiner Schöpfung immer voraus. Das materielle Bewusstsein muss sich immer an den Schöpfungsplan anpassen, hinkt also immer hinterher.

Ich möchte noch einmal auf den Magnetismus zurückkommen. Wir sprechen vom Geist der Schöpfung und dem Entwicklungsprozess im Materiellen. Sind diese regulierenden, schöpferischen Informationen ebenfalls magnetisch?

Lehmann: Der Geist der Schöpfung und auch euer Bewusstseinskern haben nichts mit Magnetismus zu tun. Neben den euch bekannten physischen Energien gibt es noch Energieformen, die außerhalb eurer materiellen Schöpfung und den euch bekannten Energien bestehen. Diese externen Energien sind für euch aus der Sicht des physikalischen Lebens nicht wahrnehmbar, wie etwa Licht oder Gravitation. Ihr sprecht bei diesen Phänomenen zwar auch von feinstofflichen Energien, doch sie haben nichts mit Feinstofflichkeit zu tun.

Den Geist der Schöpfung kann ich dir nur als multidimensional und gleichzeitig als unendlich schnelle Schwingung beschreiben. Ihr habt in eurem begrenzten Bewusstsein keinen Bezugsrahmen, keine richtige Möglichkeit zur Beschreibung dieser Dimensionen. Ihr nennt es Weltengeist, kosmisches Bewusstsein, Gott oder feinstoffliche Schöpferkraft, doch was es wirklich ist, wisst ihr nicht.

Wenn du dich mir mitteilst, erlebe ich dich mit deinen Argumenten in meinem denkenden Bewusstsein, das ja nachweislich bioelektrisch arbeitet, als nicht gedachtes Denken. Deshalb frage ich, wie kommt die Vermittlung, die für mich eine Berührung zweier unterschiedlicher Dimensionen oder sogar Universen darstellt, zustande? Welche Energien gehen dabei in Resonanz?

Lehmann: Wir sprachen schon mal über die Entwicklung von Leben in der Materie, und ich sagte, dass euch in eurem geistigen Bewusstseinskern von Gott eine Seele gegeben wurde. Diese eure Seele ist der Vermittler, aber sie ist noch viel mehr. Alle Erfahrungen, die eure Seele von Anfang an machte, werden eurem Bewusstseinskern (Höheres Selbst) vermittelt. Dafür entstehen in allen Lebewesen geistige Felder, die der Seele als Vermittler die Möglichkeit bieten, die geistigen Informationen in das materielle Leben zu transformieren. Diese Lebensfelder nutzt die Seele in beide Richtungen.

Die Seele transformiert aus eurem Höheren Selbst alle geistigen Informationen in das Materielle und auch vom Materiellen zurück in das Geistige.

Das verstehe ich, denn du meinst die Chakren. Auch wenn du sagst, unser biologisches Bewusstsein, unser Verstand, ist nur ein Teilbewusstsein und hat keine Begriffe für den Geist, wie wir sie aus der Physik kennen, so möchte ich trotzdem wissen, ob der Geist Energie oder Information ist oder beides?

Lehmann: Den Geist, wie du ihn dir vorstellst, kann ich dir nur als Ursprung aller Ideen beschreiben. Diese werden durch die Vermittlung der Seele zur Information. Diese Informationen erscheinen euch, als würde Energie zufließen, doch diese Energie entsteht in eurer physikalischen Welt und sie entsteht erst durch die Information.

Geist und Seele, um deine Frage zu beantworten, übertragen keine Energie, und sie sind auch in eurem Sinne keine Energie.

Dann sage mir, welche Energien durch die seelische Vermittlung erzeugt werden?

Lehmann: Diese Frage müsstest du dir doch eigentlich selbst beantworten können. Du bist mit deinem Gesamtbewusstsein ein Vermittler der Schöpfung, ein Bote des Absoluten, und für Gott ist alles möglich.

Dann frage ich anders: Wie ich es bei Heilungen erlebte, können die Übertragungen der Seele nur durch Informationen Materie erzeugen. Oder ist die Information gleichzeitig Energie?

Lehmann: Ja, wie du es als geistiger Bewusstseinskern und als Vermittler, als Botschafter, eben erlernt hast, empfindest du den Vorgang als Energie.

Und weil ich mit meinem biologischen Bewusstsein, als Empfänger der Information, keinen denkenden Zugang zu Energien anderer Dimensionen habe, ist und bleibt die Informationsvermittlung energetisch unsichtbar, nur das Ergebnis wird mir bewusst.

Lehmann: Aus deiner biologischen Sicht kannst du nicht mehr erwarten, denn dein biologisches Bewusstsein kann nur jenen Teil der Schöpfung wahrnehmen, aus dem es selbst besteht, also die Materie und die Energien deiner Welt.

Wenn das so ist, dann möchte ich eine weitere Frage stellen. Das menschliche biologische Bewusstsein vermittelt alle Erfahrungen aus der materiellen Welt über die Seele an das Höhere Selbst. Über welche Energien läuft diese Vermittlung?

Lehmann: Die Transformationen aus dem Biologischen hin zur vermittelnden Seele laufen über das Chakrensystem. Jede Seele beherrscht diesen Vorgang in beide Richtungen, vom Geist zum Körper und wieder zurück zum Geist. Der dafür benötigte energetische Aufwand entsteht durch den Schöpfungsvorgang, durch die Berührung der unendlich schnellen Schwingung mit der Materie.

Nennen wir die unendlich schnelle Schwingung Urenergie. Diese ultraschnelle Urenergie, mit all ihren Informationen, wird bei der Berührung mit den Elementarteilchen in der Materie abgebremst. Dabei entstehen energetisch geladene, in Spin versetzte Teilchen. Das sind zum Beispiel Elektronen, Photonen und andere Bausteine deiner Welt. Diese geladenen Elementare liefern dann die Transformationsenergie für die Rückmeldung.

Weil du keine Vorstellung von der Urenergie habt, kann ich dir diese schöpferische Transformation nur als Gleichnis beschreiben. Vergleich es mit Licht. Wenn Licht auf einen Gegenstand trifft, wird der Gegenstand sichtbar, und diese Sichtbarkeit fließt, wenn sie nicht behindert wird, als Reflektion zurück.

Kann ich das so verstehen, dass durch den Abbremsungsvorgang der Urenergie die Materie für dich, aus deiner Perspektive heraus, sichtbar wird?

Lehmann: Weil du dir meine Sichtweise nicht vorstellen kannst, ist deine Beschreibung für dich ein guter Vergleich, nur umfasst meine Wahrnehmung mehr Dimensionen. Sie ist multidimensional und deshalb viel umfangreicher, als es bei dir der Fall ist, wenn du einen Gegenstand betrachtest.

Kannst du mir eine Vorstellung davon vermitteln, was du unter multidimensionaler Wahrnehmung verstehst?

Lehmann: Du kannst vielleicht Fragen stellen! Wie soll ich dir das erklären, wenn dein Denken auf drei Dimensionen ausgerichtet ist und du mit der vierten Dimension, der Zeit, schon überfordert bist?

Versuche es trotzdem. Ich werde mich bemühen, deine Aussage in meine Denkweise einzuordnen.

Lehmann: Gehen wir von deinen Dimensionen aus, vom Raum-Zeit-Kontinuum. Ihr habt vier Dimensionen, die durch den Berührungsvorgang mit der Urenergie für euch in die Wahrnehmbarkeit kommen. Meine Bewusstseinsebene umfasst vier weitere Dimensionen, und zwar jene der Urenergie, des Feldes der seelischen Vermittlung. Diese sind aber in keiner Weise ein Spiegelbild eurer Welt, sondern es entsteht durch die Zusammenführung der acht Dimensionen ein aus eurem Blickwickel, aber nicht für mich, zeitloser und raumloser Zustand. Weil euer biologisches Bewusstsein auf nur vier Dimensionen ausgerichtet ist, könnt ihr auch nicht mehr als vier Dimensionen über eure Sinne erleben.

Aber unsere Seele, auch das Unbewusste genannt, kann es?

Lehmann: Selbstverständlich. Eure Seele beherrscht die vier weiteren Dimensionen der Urenergie und versteht auch die Informationen aus den vier weiteren Dimensionen des Geistes, denn sie ist aus dem Geist der Schöpfung erschaffen worden. Nur ist jede Seele im Hinblick auf die Bedingungen in der Materie, mit ihren begrenzten Dimensionen, sehr unterschiedlich entwickelt. Sie ist aber eine lernende Seele. Sie lernt, *muss* lernen, unterstützt vom schöpferischen Geist, sich in diesem »Neuland« zurechtzufinden.

Meinst du mit Geist unser Höheres Selbst?

Lehmann: Euer Höheres Selbst ist ein Teil des Absoluten. Alle Höheren Selbste bilden eine Gemeinschaft, und jedes Höhere Selbst trägt durch seine per Körper und Seele gesammelten Erfahrungen zum Ganzen bei. Es geht dabei immer um die Entwicklungen in der physischen Welt und insbesondere um die Evolution des Lebens auf eurer Erde.

Wir nennen das den begrenzten Schöpfungsakt.

Daraus entnehme ich, dass der Verbund von Körper, Seele und Geist ein schöpferisches Trainingsprogramm für Geist und Seele ist. Lernen wir als geistiges Bewusstsein, an einem extrem verlangsamten Ort der Schöpfung, eine Mitarbeit an der Schöpfung?

Lehmann: Die Bedingungen für das schöpferische Trainingsprogramm, wie du es nennst, wurden auf eurer Erde deshalb so gesetzt, weil getrennt vom Zentrum der Schöpfung, nämlich Gott, das Leben mit seinen Bewusstseinskernen und dessen Seelen nur über viele Dimensionen hinweg und durch zahllose Stadien der Verkörperung hindurch – die wir schon besprochen haben – ein biologisches Bewusstsein entwickeln kann.

Wenn du dir die Geschichte der Menschheit und besonders die der letzten Jahrzehnte ansiehst, wirst du erkennen, wie wichtig eine Trennung oder Abkopplung vom Allbewusstsein ist. Mit eurer biologischen Lebensgrundlage seid ihr vom Schöpfer bewusst in eine abgekapselte materielle Dimension verlagert worden. Noch ist euer begrenztes biologisches Bewusstsein so unterentwickelt, dass ihr euch, wie du es nennst, in einem Zeitgefängnis entwickeln müsst, ohne das Ganze zu stören. Betrachte nur, was ihr auf der Erde, mit der Erde und untereinander so alles anstellt … Da findet sich doch unfassbar viel katastrophales Unvermögen.

Kann ich deine Aussage mit der Bibel vergleichen, in der geschrieben steht, dass wir aus dem Paradies verstoßen wurden? Sind wir, damit es überhaupt zu einer Entfaltung im Bewusstsein des Lebens kommen kann, angewiesen auf euch Geistführer und Engel als Vermittler der Liebe Gottes?

Lehmann: Du hast neben der Liebe noch die Güte, das Vertrauen und die Nachsicht vergessen. Bei allem, was euch misslingt, wird euch Bewährung gewährt.

Danke, das war eine gute Zusammenfassung über das Leben und seine Entwicklung. Aber gestatte mir eine weitere Frage. Vor ein paar Tagen sprachst du über vier zusätzliche Dimensionen der Urenergie. Gibt es in der gesamten Schöpfung noch mehr Dimensionen? Und wie kann ich mir eine vieldimensionale Welt vorstellen?

Lehmann: Beginnen wir mit deiner ersten Frage. Im Geist, in der Welt der Ideen, gibt es vier weitere Dimensionen, vier weitere zu den acht bereits genannten, und die Summe aller zwölf Dimensionen ist das Absolute, das Schöpferische, ist Gott.

Zur zweiten Frage hatte ich dir schon eine Erklärung gegeben. Das biologische Bewusstsein kann nur das wahrnehmen, woraus es selbst besteht. Weil das so ist, habt ihr als geistige Wesen im sich entwickelnden materiellen Bewusstsein Möglichkeiten geschaffen, über das Materielle hinauszublicken. Euer rationales Denken ist in der Lage, wenn die Talente vorhanden sind, mathematisch über eure vier Dimensionen hinauszugehen. So könnt ihr in Formeln und Zahlen Multidimensionalität ausdrücken.

Desweiteren hat euer Bewusstsein im Emotionalen den Glauben erschaffen, der euch hilft, etwas als gegeben anzunehmen, ohne es zu wissen. Außerdem seid ihr in der Lage, mit Hilfe eurer Fantasie und Imagination physisch nicht Wahrnehmbares bildhaft zu erleben.

Wie du siehst, habt ihr Möglichkeiten, weit über eure Sinneswahrnehmung hinauszugehen. Zusätzlich entwickelt ihr durch die Nutzung eurer technischen Messeinrichtungen eine weitere über die physische Sinneswahrnehmung hinausgehende Sichtweise.

Kannst du mir über zukünftige technische Entwicklungen der Menschheit etwas sagen? Du erwähntest zum Beispiel, die wissenschaftliche Entwicklung würde bald die freie Energie nutzen. Gleichzeitig äußerst du, dass das Monopol der jetzigen Energieerzeuger sich gegen eine kostengünstige Energie wenden würde.

Wie steht es in anderen Bereichen der Physik? Entwickelt sich eine übergeordnete Metaphysik?

Lehmann: Zu deinen Fragen muss ich mich sehr vorsichtig äußern, damit ich nicht, nur um deine Neugier zu befriedigen, etwas vorwegnehmend erkläre, das von euch selbst erfunden und erdacht werden muss. Du weißt doch selber, dass nur gelebtes Wissen wahres Wissen ist.

Nun meine begrenzte Aussage: Wenn es zum Durchbruch für freie Energie kommt, entwickelt sich gleichzeitig eine neue erweiterte Physik, und die wird dazu führen, die noch nicht gelösten Modelle in der Physik zu erklären.

Und was sind die ungelösten Bereiche in der Physik?

Lehmann: Mit der Gewinnung von freier Energie und den damit verbundenen Erkenntnissen über den Gewinnungsvorgang werden die Wissenschaftler aufdecken, was Gravitation ist, und das wird die Manipulation der Schwerkraft ermöglichen. Diese neuen Erkenntnisse einer erweiterten Physik werden dazu führen, dass eure Wissenschaftler und Techniker die kalte Fusion gezielt herbeizuführen lernen. Und nur wenig später wird es zu einem weiteren Durchbruch kommen: Der Mensch wird lernen, die Zeit zu verändern.

Das, was du gerade beschrieben hast, habe ich beim Geistigen Heilen mit Oskar erlebt. Müde, erschöpfte, kranke Personen waren nach der Behandlung durch meinen Geistführer binnen weniger Minuten voller Energie und Tatendrang.

Wenn es bei der Heilung zu Materialisation oder Entmaterialisation kam, also Gewebe entstand oder aufgelöst wurde, dann möchte ich annehmen, dass es sich dabei um kalte Fusion handelt. Und Spontanheilungen sind nach Oskars Aussagen immer mit einer Zeitveränderung verbunden. Deshalb meine Frage: Ist das, was ich als Geistheiler erlebe, der Vorbote der neuen Physik?

Lehmann: Du hast recht – aber die Geistheilung ist nicht nur ein Vorbote. Das, was weltweit viele Heiler mit geistigen Verbindungen praktizieren und demonstrieren, ist ein von uns begleiteter Prozess.

In der Evolution des Lebens gibt es viele Bewusstseinskerne, und ihre erfahrenen Seelen sind in der Lage, physisch standzuhalten. Dabei wird auch das Gehirn benötigt, denn die Einwirkungen aus der fünften, sechsten, siebten und achten Dimension sollen sich präzise in einem biologischen Körper materialisieren, sei es unabhängig oder unter Zuhilfenahme der biologischen Selbstregulierung.

Wenn wir als Heiler durch geistige Helfer mit vier weiteren Dimensionen wirkungsvoll verbunden sind, dann wäre es doch wichtig, wenn die Wissenschaft dem Phänomen der Geistheilung mehr Aufmerksamkeit schenken würde. Warum wird das so selten angegangen?

Lehmann: Der Umbruch wird kommen, nur ist die Vorbereitung in vielen Disziplinen der Heilkunde noch nicht abgeschlossen.

Wenn die etablierte Medizin unvorbereitet die Dimensionen des Geistigen Heilens mit einbezöge, gäbe es an den Universitäten der Schulmedizin und bei den nicht vorbereiteten Ärzten und dem medizinischen Personal zu viel Zweifel und Widerstand, was dann eine Integration beider Systeme sehr erschweren würde.

Deshalb versuchen wir, mit Unterstützung von praktizierenden und begabten Seelen, parallel zur wissenschaftlichen Heilkunde eine Heilmethode zu entwickeln, die jetzt schon geistige Informationen für die Heilbehandlung nutzt. Das wird später die Zusammenführung der Systeme erleichtern.

Gilt das auch für die Psychologie?

Lehmann: Es trifft für beide Disziplinen zu, mit einem Unterschied: Die Schulmedizin muss ihre Körperorientierung aufgeben und die Seele mit ihrem Bewusstsein dem Physischen gleichstellen oder sogar überordnen. Die Psychologie wird lernen müssen, in der Therapie zwischen Psyche und Seele zu unterscheiden und gleichzeitig die Dominanz des geistigen Bewusstseins zu akzeptieren.

Spielt die Reinkarnationslehre dabei eine Rolle?

Lehmann: Sie ist die Voraussetzung, denn das Leben als Trinität von Körper, Seele und Geist ist ohne Wiedergeburt, ohne die Selbsterfahrung in vielen Leben, nicht zu verstehen.

Hierbei ist meines Erachtens zu unterscheiden zwischen dem Biologischen mit der Vererbung durch Evolution und den Lernprozessen der Seele in vielen Leben, die erst zusammen dem geistigen Bewusstsein förderlich werden. Das setzt meines Erachtens eine neue spirituelle Ethik voraus. Kann auch hierbei die Geistheilung Hilfe anbieten?

Lehmann: Ja, paradoxerweise über den Bereich der Heilkunde, der dem Geistigen Heilen die größten Widerstände entgegenbringt, nämlich der wissenschaftlichen Medizin. Für viele Menschen ist die Wissenschaft wie eine Religion, nur ohne Gott und damit ohne ein Sinnbild des Schöpferischen.

Und wie soll das gehen, einen Bereich, der konträr zum Geistigen Heilen steht, als Verbündeten für eine neue spirituelle Ethik zu gewinnen?

Lehmann: Aus unserer Sicht ist das der brauchbarste und gründlichste Weg. Wir fördern, wie ich es schon sagte, erfahrene und talentierte Seelen, die mit dem Geistigen Heilen Resultate erzielen, die für die Wissenschaft unerklärlich sind. Und wenn das oft genug demonstriert wird, weil der Mensch von Natur aus neugierig und wissbegierig ist, wird immer öfter die Frage auftauchen: Wie machen die das, warum ist das möglich? Wenn diese Frage häufig genug gestellt wird, entsteht daraus eine Bewegung, ein Forschen.

Das sehe ich genauso, denn bei meinen Heilvorführungen habe ich schon oft wissenschaftlich denkende Anwesende sehr nachdenklich gestimmt.

Jetzt verstehe ich auch, wie wissenschaftliches Denken zu einer neuen spirituellen Ethik führen kann: indem wir Heiler der materiellen Wissenschaft zeigen, dass es Wirkungsweisen gibt, die naturwissenschaftlich nicht erklärbar sind, und dass es noch etwas anderes geben muss, das in der Lage ist, Dinge zu vollbringen, die eindeutig nicht aus dieser physischen Welt kommen.

Könntest du mir sagen, wann die Wissenschaftler mehrheitlich und mit Forschungsdrang diesen Weg einschlagen werden?

Lehmann: Den genauen Zeitpunkt kann ich dir nicht nennen, denn das Geistige Heilen ist nur ein Teil eurer Entwicklung, und aus unserer Sicht versuchen wir, in allen Teilen der Wissenschaft das biologische Bewusstsein zusammen mit dem seelisch-geistigen zu entfalten. Es geht dabei um eine gleichmäßige Förderung von Wissen in allen Disziplinen. Die wissenschaftliche Forschung dazu wird in einzelnen Institutionen in etwa zehn Jahren beginnen, und rund dreißig Jahre wird es noch dauern, bis die Erkenntnisse so weit fortgeschritten sind, dass in der Heilkunde eine neue Ära beginnt.

Kannst du mir erklären, was du mit einer neuen Ära meinst?

Lehmann: Wir erwarten, dass mediale Heiler in den Grundzügen der Biologie, der Psychologie und Psychosomatik ausgebildet werden. Das wird dazu führen, dass die Ärzte in Zusammenarbeit mit den geistigen Führern der Heiler bei Erkrankungen jeglicher Art gemeinsam einen Heilplan ausarbeiten. Das wirklich Neue an dieser Gemeinschaft wird darin bestehen, besonders bei schweren Leiden, die seelischen Hintergründe in einen Therapieplan einzubinden, der dann auch das Geistige Heilen mit einbezieht.

Deinen Worten entnehme ich, dass von euch in allen Bereichen wissenschaftliche Erkenntnisse forciert werden, nicht nur im medizinisch-technischen Bereich, und dass es dadurch Fortschritte geben wird, die auch außerhalb der Geistheilung neue Anwendungsmethoden hervorbringen.

Lehmann: Ja, besonders aus der Epigenetik und der Molekularmedizin werden die Impulse kommen. Sie werden vermehrt dazu beitragen, die bioenergetischen und darüber hinaus die geistigen Steuerungen des Lebens therapeutisch zu erfassen. All diese neuen Erkenntnisse werden für Ärzte, Wissenschaftler und Geistheiler ein turbulenter Entwicklungsprozess, besonders weil die Gegner der körperbezogenen Heilkunde am alten System festhalten und nicht zulassen werden, dass die schulmedizinische Heilkunde von etwas durchdrungen und verändert wird, das nicht gemessen, gewogen und gesehen werden kann.

Diese konservative Haltung gab es schon immer in allen wissenschaftlichen Bereichen, aber ich glaube, dass sie für die Evolution notwendig ist, weil neue Erkenntnisse zunächst ausprobiert werden müssen. Erst danach können sie aufgrund der gemachten Erfahrungen eine Erweiterung des Bewusstseins ermöglichen. Ich finde, unkontrolliertes, verfrühtes Anwenden von Erkenntnissen, die noch nicht wirklich durchlebt wurden, hat dem wissenschaftlich-technischen Fortschritt stets Probleme bereitet, und sie mussten dann in allen Bereichen erst mühsam recycelt und entsorgt werden.

Doch nun zu etwas anderem: Meiner Erfahrung nach haben mediale Menschen viele Probleme mit ihren Eindrücken, die nicht von dieser Welt sind, und können sie nicht richtig interpretieren. Manche ihrer Aussagen sind deshalb abenteuerlich, doch ich habe den Eindruck, dass vieles stimmt und nur falsch beschrieben wird. Wenn immer mehr Menschen ihre außersinnliche Begabung nutzen, doch ihre Eindrücke falsch wiedergeben, wie kann man ihnen helfen? Kannst du mir darüber etwas sagen?

Lehmann: Mit der Medialität ist es genau wie in eurer materiellen Welt. Fehlentwicklungen sind notwendig, um das Wahrhaftige zu ergründen. Ohne das Falsche könnt ihr das Richtige nicht erkennen. Es ist für alle medialen Menschen eine Herausforderung, eine Realität zu beschreiben, die nicht mit dem physischen Kosmos zu vergleichen ist. Euer Denken und alle Erfahrungen aus eurer physischen Welt gelten nicht für eine Beschreibung des übergeordneten Energie- und Informationsfeldes. Ihr könnt es nur annähernd in Worte fassen, entsprechend eurem Bewusstsein. Ihr wisst, dass dieses übergeordnete Feld existiert, aber ihr könnt es nicht sehen, ergo auch nicht beschreiben.

Vorhin hast du gesagt, viele Bewusstseinskerne mit ihren erfahrenen Seelen wären in der Lage, physisch standzuhalten. Ich frage dich jetzt: Meinst du damit, dass sie die jenseitigen Eindrücke verarbeiten können?

Lehmann: Was ich mit physischem Standhalten meine, ist ein vielschichtiger Prozess. An erster Stelle geht es um das Vermitteln geistiger Heilenergien. Du weißt ja selbst, welche Kräfte bei einer Entmaterialisation auftreten können. Das Weiterleiten der geistigen Informationen über den eigenen physischen Körper ist anfangs für viele ein dramatisches Erlebnis. Dabei ist das Gehirn einer besonderen Herausforderung ausgesetzt. Es zeigt aufgrund der physischen Evolution bestimmte Verhaltensmuster, und wenn es nun mit nie Gesehenem, nie Erlebtem konfrontiert wird, kann das für euer Gehirn sehr bestürzend und beängstigend sein. Es kann auch die Eindrücke einfach leugnen: »So etwas gibt es doch gar nicht!« Es kann von Wundern sprechen, es kann im wahrsten Sinne verrückt werden, aber es kann auch – wenn der Mensch in sich gefestigt ist – Wissensdrang entwickeln.

Das verstehe ich, denn bei vielen Schülern von mir habe ich solche Symptome erlebt. Einige haben es schnell sein lassen, diesen Wissensdrang zu entwickeln, aus Überforderung, weil sie die Erlebnisse, die bei der Übertragung von Heilenergie auftraten, nicht ertragen konnten. Selbst Erfahrungen in der Meditation waren für einige so überwältigend, dass sie Angst vor dem Meditieren bekamen.

Könntest du uns zeigen, worauf wir am besten achten sollten, wenn der Wissensdrang stark entwickelt ist und der Wunsch besteht, mit den höheren Dimensionen zusammenzuarbeiten, aber Emotionen es verhindern?

Lehmann: Als Erstes müsst ihr euch klarmachen, dass alles, was ihr erleben werdet, völlig anders ist, als ihr es aus eurer Welt kennt. Dabei ist das Fehlen der Schwerkraft, kein Oben, kein Unten zu haben, das geringste Problem. Gebt es auf, von oben und unten, von rechts oder links zu sprechen, wenn ihr bildhafte Eindrücke erfasst.

Werdet zum Bild, seid das Bild.

Bedenkt, dass das, was ihr in den Bildern erlebt, der Versuch eurer Seele ist, als Übersetzerin die konturlose Welt der höheren Dimensionen in euer auf die materielle Sichtweise programmiertes Gehirn zu übertragen – vergleichbar dem Versuch, einen Gegenstand ohne Worte zu beschreiben.

Ich sehe manchmal beim Übertragen von Heilinformationen Farben, die mir bekannt sind, aber ich sehe auch Farben, die es in unserer Welt nicht gibt. Wenn ich den Versuch unternehme, diese Farben zu beschreiben, dann fühle ich fast schmerzhaft, wie mein Gehirn um Erklärungen ringt, verzweifelt, aber oft vergeblich nach Worten oder Begriffen sucht.

Ist das normal bei medialen Kontakten?

Lehmann: Für medial Begabte, wie du einer bist, sind das weiter nichts als Entwicklungsschwierigkeiten. Die Eindrücke, die dein Gehirn zu erfassen lernt, müssen sich langsam, behutsam von deiner dreidimensionalen Welt lösen.

Deshalb werde zur Botschaft, werde zur Farbe, werde zu Bild und Ton.

So lange du noch Vergleiche zwischen der Botschaft und deinen Erfahrungen aus eurer Welt anstellst, wirst du leiden und aus Unwissenheit vieles falsch interpretieren. Schule dein

Gewahrsein, nimm beide Eindrücke an, die aus deiner Welt und die jenseitigen, ohne sie miteinander zu vergleichen oder ihnen aus deiner materiellen Sichtweise heraus einen Sinn zu verleihen. Nur dann werden sich dir die höheren Dimensionen offenbaren.

Deine Seele ist angewiesen, dir dabei zu helfen, indem sie mit dir im Schlaf, in den Träumen übt. Du sagst doch selbst, dass du jede Nacht ein inneres Kino erlebst.

Ich versuche schon seit einigen Jahren, den Sinn in meinen Träumen zu erkennen, und muss oft verblüfft feststellen, dass symbolisch verpackte Informationen aus den Träumen in den darauf folgenden Tagen beim Geistigen Heilen zur Realität werden. Achten wir Menschen zu wenig auf unsere Träume? Wie siehst du das?

Lehmann: Träume wahrzunehmen und Nutzen daraus zu ziehen will gelernt sein. Die Seele hat keinen direkten Zugang zu eurem Realitätsbewusstsein, sie kann sich eurem Gehirn mit seinen biologisch gebundenen Wahrnehmungen nur symbolisch mitteilen, in Bildern und Farben im Sehzentrum sowie mit Geräuschen im Hörzentrum.

Der größte Teil aller Traumbilder sind für euch unbedeutend, weil sie für euch verschlüsselte Informationen sind, die dem physischen Geschehen in eurem Organismus dienen. Ein kleiner Teil der Traumbilder betrifft euer mentales oder emotionales Bewusstsein. Sie stellen den Versuch dar, für noch offene Entscheidungen Ordnung und Erleichterungen zu bringen. Dabei werden die anstehenden Problemkreise theoretisch durchgespielt. Bei diesen Regulierungen kann es vorkommen, dass eine durchgespielte Möglichkeit einen hohen Stellenwert im Hinblick auf euren Lebenssinn hat. Wenn ähnliche Erwägungen oder erdachte Möglichkeiten im Tagesbewusstsein, im Denken vorhanden sind, kann sich die Seele diesen mental erdachten Erwägungen anschließen – und dann kann es zu einem Traum kommen, der die Ereignisse vorwegnimmt, zu einen Wahrtraum.

Das verstehe ich, doch wie kommt es in Träumen zu Wahrnehmungen, die niemals vorher erdacht oder erwartet wurden? Zum Beispiel, wenn der Tod eines Menschen oder eine Katastrophe vorhergesehen wird?

Lehmann: Du wirst mir zustimmen, dass Wahrträume von Ereignissen selten sind. Sie treten nur bei Menschen auf, bei denen eine enge Beziehung zwischen Denken und seelischem Bewusstsein besteht. Wenn die Seele dann außerdem einen Kontakt zum Kollektiv aller Seelen hat, besteht die Möglichkeit, dass kollektives oder fremdes Schicksal in die Träume eingebunden wird. Bedenke immer, dass die Seele mit dem ewigen Jetzt, der ewigen Gegenwart, verbunden ist.

Demnach sind also Wahrträume über persönliche oder kollektive Ereignisse eine besondere Gabe, ein Talent, wie andere mediale Fähigkeiten. Liege ich da richtig?

Lehmann: Du kannst es so sehen, beachte nur den großen Unterschied. Damit auf der kollektiven Ebene aller Seelen eine Verständigung möglich ist, nutzen alle Seelen Bildsymbole, in denen zum Teil sehr viele Informationen eingebunden sind, denn nur so ist in der zeitlosen Zwischenebene eine Kommunikation möglich.

Dazu habe ich eine Frage: Meine bewusste Verbindung zu dir und Oskar beruht doch darauf, dass Oskar mit meiner Seele, über meine Seele zu mir spricht und du dich direkt in den Datenstrom meines Geistes einbringst. Kann eine Seele, die noch keinen Bild- oder Sprechkontakt zwischen menschlichem Bewusstsein und geistigen Wesen hervorgebracht hat, Wahrträume übermitteln? Ich frage, weil ich zwei Menschen kenne, die nicht über bewusste Medialität verfügen und dennoch ab und zu Dinge träumen, die einen Bezug zu künftigen kollektiven oder fremden Schicksalen haben. Wie ist das möglich?

Lehmann: Die Entwicklung von Medialität ist ein Prozess, der sich über mehrere Leben entfaltet.

Und Medialität zeigt sich in unterschiedlicher Ausprägung. Es beginnt mit Ahnungen, geht über zum Fühlen, zum Beispiel, dass Strahlung gefühlt wird. Dann geht es über zu Neigungen und Bedürfnissen und beginnt oft mit realistischen Träumen, bevor es zu einer bewussten Wahrnehmung außersinnlicher Eindrücke kommt.

Der Verstand hat dabei eine entscheidende Funktion. Es hängt davon ab, wie er geprägt ist, durch Kultur, Religion und Wissenschaft. Das Gehirn ist der Diener von Intuition, Inspiration und anderen außersinnlichen Einflüssen, doch gerade in der jetzigen Epoche der Menschheit, mit ihren wissenschaftlichen Neigungen, wird der Diener gelobt und das Außersinnliche vernachlässigt, und das, obwohl Intuition und dergleichen die treibenden Kräfte eurer Entwicklung sind.

Ihr seid nun mal Geistwesen und habt einen physischen Körper übernommen mit dem Ziel, ein biologisches Bewusstsein von höchster Kapazität zu entwickeln, um so eine direkte Kommunikation zu allen Dimensionen der Schöpfung aufzubauen – totales Gewahrsein der Schöpfung.

Das sind ja sehr hohe Ansprüche an die irdische Menschheit, und es dürfte noch sehr lange dauern bis zum totalen Gewahrsein.

Lehmann: Mach dir deshalb keine Sorgen. Als geistige Wesen habt ihr unendlich viel Zeit. Was sind schon ein paar Millionen Jahre nach eurer Zeitrechnung, wenn die Ewigkeit die Grundlage der Schöpfung ist.

Kannst du mir auch über biologisch energetische Verknüpfungen in unserem Körper etwas sagen oder soll ich mich deshalb an Oskar wenden?

Lehmann: Ich glaube, ich kann dir deine Fragen beantworten, nachdem sich unser Kontakt vertieft hat und ich deine Bewusstseinsinhalte kennen gelernt habe.

Wenn ich jetzt Fragen stelle, antworte bitte so, dass ich es auch verstehe. Ich gehe davon aus, dass die Chakren die Einfallstore des Geistes sind und die Seele über die Chakren die Übersetzung in das biologische Energiesystem erwirkt. Liefert dieser Vorgang, neben den Informationen, auch biologische Energie, erhalten wir über die Chakren Vitalenergie und wenn ja, wie viel? Am meisten interessiert mich dabei der physikalische Vorgang.

Lehmann: Das Wesentliche hierbei ist, dass in eurer Welt die beste Art der Übertragung von Informationen darin besteht, die bei euch gängigen Energieformen zu nutzen. Deshalb entsteht in den Chakren Energie. Sie entsteht aus dem Abbremsungsvorgang der Urenergie, die von der Seele zur Informationsübertragung genutzt wird. So entsteht über die Chakren elektromagnetische Energie, die dann bei euch als Träger der Information dient.

Eine erfahrene Seele beherrscht unter normalen Bedingungen diesen Vorgang und liefert die Energiedichte, die das gesamte System benötigt. Es können wenige Prozent der Vitalenergie sein, aber es kann auch auf über fünfzig Prozent eurer Bioenergie gesteigert werden.

Oskar sagte mir einmal bei einer Heilung mit Materialisation, ich solle einige Chakren auf dreihundert Prozent steigern. Wie ist das zu verstehen?

Lehmann: Die normale Vitalsteuerung durch den Geist, vermittelt von der Seele, beträgt zwischen zehn und vierzig Prozent eurer Bioenergie, je nach Tätigkeit und Notwendigkeit des Einzelnen. Wenn du neben deinem eigenen benötigten Aufwand an seelisch-geistiger Energie noch die zur Heilung erforderliche Energieinformation zusätzlich übertragen musst, kann deutlich mehr als die selbst benötigte Energie übertragen werden.

Der Vorgang muss aber verstanden, erlernt und ertragen werden. Ich sagte dir vor einigen Tagen, dass wir Seelen und Menschen, die erstarkt sind, zu Heilern ausbilden. Es sind die Menschen, die gelernt haben, mit überdurchschnittlichen geistigen Energien umzugehen, ohne darunter zu leiden oder Schaden zu nehmen.

Ist die über die Chakren einströmende Energie eigentlich magnetisch oder elektrisch?

Lehmann: Der Teil, der für eure biologischen Prozesse notwendig ist, wird von der Seele in den Chakren zu elektromagnetischen Frequenzen moduliert. Ein weiterer Teil bleibt für eure mentale Wahrnehmung unbekannt, das ist eine der Wissenschaft noch nicht bekannte Energieform. Diese Energie ist mit ihren Informationen der Träger für außersinnliche Wahrnehmung, sie ist auch für Informationen in der Hypnose zuständig. Es ist auch der Informationskanal, über den wir uns verständigen.

Demnach wird über unsere Chakren eine Energieform transformiert, die es normalerweise in unserer Welt nicht gibt. Wenn ich sage, diese Energie und die darüber laufenden Informationen sind die Grundlage für die Phänomene in der Geistheilung, für die wir keine Erklärung haben – Spontanheilung, Entmaterialisation und dergleichen –, liege ich damit richtig?

Lehmann: So einfach, wie du es sagst, ist es nicht, denn dieser Teil der Energie und alle enthaltenen Informationen sind der Träger des Lebens, bei allen Lebewesen in eurer Welt. Ohne diese transformierte Energie und Information ist Leben überhaupt nicht möglich.

Es ist also der Teil von uns, von dem wir sagen: Leben ist Geist. Wir sind geistige Wesen und haben einen Körper.

Lehmann: Jetzt liegst du richtig.

Weil diese Energieformen aus dem Geist noch niemand gesehen hat, können wir nur daran glauben, doch ich möchte wissen, um zu helfen. Viele Menschen, die mich um Hilfe bitten, möchten wissen, wie Geistheilung funktioniert. Sie geben sich mit den Heilerfolgen allein nicht zufrieden, sie fragen: »Wie machst du das, woher weißt du das?« Bitte gib mir hierzu eine Erklärung, die auch für Laien nachvollziehbar ist.

Lehmann: Nutze dein Wissen, deine Erfahrung, stelle dich auf das Wissen der Fragenden ein. Du kannst nicht etwas erklären, das unsichtbar ist, aber Reaktionen in eurer Welt hervorbringt, die mit eurer Weltsicht nicht erklärbar sind.

Sind denn diese Energieformen aus dem Geist, die als Lebensgrundlage dienen, wie du sagst, irgendwie mit Energien in unserem Kosmos vergleichbar?

Lehmann: Der einzige Vergleich, den ich dir bieten kann, sind die Gesetze der Ober- und Untertöne, wie du sie von der Musik her kennst. Wenn der aufschwingende Ton sich in sehr hohe Frequenzen (Obertöne) erhebt, wird er für dich unhörbar. Die geistige Energie ist für euch unsichtbar, weil sie sehr schnell schwingt, so hoch, dass sie weder als Welle noch als Teilchen mehr existiert. Dein Unbewusstes, deine Seele und dein geistiges Potenzial, hat das Wissen und Können, die unendlich hohe Schwingung des Geistes in den Chakren tiefer zu transformieren, zu transponieren, bis sie mit den vielen Frequenzen des physischen Lebens in Resonanz gehen kann. So wird dein Organismus in allen physischen Prozessen belebt, auch im Emotionalen und Mentalen.

Wie ich dir schon sagte, wird ein Teil in elektromagnetische Energie transformiert und der andere Teil dient der Kommunikation im Außersinnlichen und ist die Schnittstelle für Inspiration und Intuition.

Und ist in der Lage, die Zeit, so wie wir sie erleben, zu verändern.

Lehmann: So ist es. In dieser Berührungszone können eure physikalischen Gesetze in ihren Grundlagen verändert werden, und dann staunt ihr und wundert euch.

Vielen Dank. Durch deine Aussagen wird es mir jetzt möglich sein, vieles zu erklären, wenn ich danach gefragt werde. Aber mir geht noch etwas im Kopf herum, und das ist die Reinkarnation.

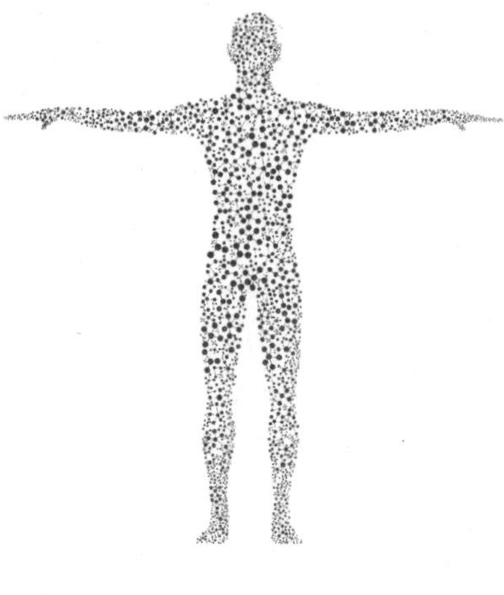

6 Lehmann über Karma und Bewusstsein

Wir Menschen haben einen materiellen Bewusstseinskern, und wir haben auch eine Seele und unser Höheres Selbst. Bleibt diese Trinität für immer so bestehen? Leben wir vielleicht ewig als Gefangene im Zeitgefängnis?

Lehmann: Natürlich nicht. Wenn euer begrenztes materielles Teilbewusstsein sich in allen Möglichkeiten entwickelt hat, die im begrenzten physischen Bewusstsein entwickelt werden können, beginnt eine neue Phase für euch.

Ich riskiere jetzt etwas. Ich beschreibe es einmal mit deinen Worten, so wie ich es verstehe. Die Schöpfung der materiellen Welt ist und bleibt ein Zeitgefängnis. Wir Menschen mit einem sich entwickelnden Bewusstseinskern haben aber die Möglichkeit, wenn wir alles, was die materielle Welt und unser Körper bietet, erfahren und bewusst verarbeitet haben, in eine andere Dimension zu wechseln.

Wenn das so ist, wie lange dauert ein solcher Werdegang, womit oder als was beginnt er und wie viele Reinkarnationen als Mensch sind dafür notwendig?

Lehmann: Wir sollten zuerst klarstellen, dass ich, wenn ich von einem Bewusstseinskern spreche, damit nicht euer Gehirn meine. Euer Gehirn dient eurem Bewusstsein mit allen Erfahrungen und dem angehäuften erworbenen Wissen. Damit dieses Wissen nicht verloren geht, wird alles im Bewusstseinskern gespeichert. Du kannst diesen Bewusstseinskern auch das Höhere Selbst nennen. Durch diese Verlagerung von Wissen und Erfahrung in einen Bewusstseinsspeicher außerhalb der physischen Welt ist für euch alles Wissen aus allen Leben abgesichert. Aus diesem Erfahrungsspeicher vermittelt eure Seele in jedem neuen Leben euer ganzes bis dahin erworbenes Wissen und Können. Euer Bewusstseinskern ist euer Vermögen, ist der Schatz, der eure Persönlichkeit darstellt.

Kommen wir nun zu deiner Frage. Die längste Zeit – nach eurem Zeitverständnis handelt es sich dabei um Millionen Jahre – entwickelt sich euer Bewusstsein durch Erlernen aller energetischen, atomaren und molekularen Prozesse, die in der Materie möglich sind. Sie dienen als Wissen und Können, als Voraussetzung für die Entwicklung des Lebens, aller Lebewesen. Der nächste Entfaltungsprozess des individuellen Bewusstseins erstreckt sich wiederum, nach eurer Zeitmessung, über viele Millionen Jahre. Es sind die notwendigen Erfahrungen in den kleinsten Lebenseinheiten der Mikroorganismen. Angefangen bei Viren, Bakterien und anderen Mikroben, bis hin zu einzelligen Lebewesen, muss euer Bewusstseinskern viele dieser Lebensformen studieren und all ihre Stoffwechselprozesse zu steuern lernen. Eure erworbenen Erkenntnisse und Erfahrungen in dieser Phase sind besonders wichtig, weil ihr nur mit diesem Wissen in der Lage seid, ein höheres Lebewesen mit Milliarden von Zellen zu erhalten und zu verwalten.

Euer Geist und eure Seele müssen zum Erhalt eures Körpers nicht nur alle notwendigen chemischen Prozesse beherrschen, sondern auch die der Mikroorganismen kennen, weil ihr einzig und allein in Symbiose mit ihnen leben könnt.

Die zeitliche Entwicklung eures anwachsenden Bewusstseinskerns in der dritten Phase, im pflanzlichen und tierischen bis hin zum menschlichen Organismus, ist individuell von sehr unterschiedlicher Dauer. Der Abschnitt reicht über mehrere tausend Reinkarnationen.

Auch diese Epoche ist existenziell wichtig für den Höhepunkt aller Erfahrungen, die ihr als geistig-seelisches Bewusstsein in einem menschlichen Körper durchlebt.

Warum dauert die Entfaltung unseres Höheren Selbst oder Bewusstseinskerns Millionen Jahre und erfordert Tausende von Inkarnationen in niederen Lebewesen? Welcher Sinn steckt dahinter?

Lehmann: Für die physische Grundlage, die Erschaffung von Bedingungen für das Leben, benötigte die Schöpfung auf eurer Erde Milliarden Jahre. Das ist ein Faktor. Der zweite Faktor ist sogar noch bedeutsamer für euch. Dabei handelt es sich um euren Bewusstseinskern, vom Schöpfer aller Welten erschaffen, der aus dem Zeitlosen, Raum- und Materielosen, aus einem völlig anderen Teil der Schöpfung kommt.

Dieser euer Bewusstseinskern tritt an mit der Aufgabe, auf dem Weg der Entwicklung des Lebens in der Materie zu einem Mitgestalter der Schöpfung zu werden. Gleichzeitig bekommt euer Bewusstseinskern zur Unterstützung eine Seele.

Und das dauert Millionen Jahre?

Lehmann: Nach eurer Zeit schon, doch ihr benötigt diese Zeitspanne, weil ihr als Geistwesen sehr viel lernen und beherrschen müsst, um später als Botschafter und Mitgestalter der Schöpfung dienen zu können. Hinzu kommt noch, dass euer geistiger Bewusstseinskern für sein Wirken in der Materie nicht ohne Seele auskommt, und diese euch vom Schöpfer gegebene Seele muss, genau wie ihr, sehr viel beherrschen lernen.

Der Zeitaufwand liegt nicht nur daran, dass Geist und Seele die materiellen Bedingungen bewusst erforschen müssen, er liegt an der Transformation ins Irdische.

Dabei geht es um Wirksamkeit, darum, dass erlernt werden muss, wie das Leben in der physischen Welt vom Geistigen gesteuert wird. Es geht um das schöpferische Wirken aus dem geistigen Sein, und zwar bei allen energetischen und chemischen Prozessen, die das Leben ermöglicht.

Und dafür benötigen wir so viel Zeit. Warum?

Lehmann: Auch dafür gibt es zwei Gründe. Die Anpassung an die Lebensbedingungen muss durch verschiedene Lebensformen gesucht und verwirklicht werden. Ihr als lernende Geistwesen mit eurer Seele müsst als werdende Mitgestalter die physikalischen und chemischen Prozesse sämtlicher Lebewesen verstehen lernen, einschließlich aller dazu nötigen Lebensgrundlagen. Nur durch dieses Wissen und die damit verbundenen Erfahrungen seid ihr überhaupt in der Lage, eure Bestimmung als Botschafter und Mitgestalter zu erfüllen, euren Körper mit allen Zellen und Funktionen zu erhalten und gleichzeitig das materielle Bewusstsein weiterzuentwickeln. Hier ist die Notwendigkeit hervorzuheben, das physische Bewusstsein, die menschliche Intelligenz, zu nutzen, um ein Botschafter und Mitgestalter in der Schöpfung zu werden.

Wir müssen also in der leblosen Materie beginnen und dann vom Kleinstlebewesen bis zum Menschen viele Lebensformen durchlaufen? Das leuchtet mir ein, denn nur so lässt sich erklären, woher unser Unbewusstes, wie es im Sprachgebrauch genannt wird, die Fähigkeit hat, unseren menschlichen Organismus mit seinen Milliarden Zellen zu erhalten.

Lehmann: Ja, so ist es. Alle Erfahrungen beginnen mit dem atomaren und molekularen Bewusstsein, das notwendig ist, um eure biochemischen Prozesse zu steuern, und die weiteren Erkenntnisse in vielen Lebensformen dienen der Bewusstwerdung eures Selbst.

Über die entstehende Selbsterkenntnis mit der kreativen Entfaltung eures materiellen oder nervlich bedingten Bewusstseins werdet ihr in weiteren Reinkarnationen zum Botschafter und darüber hinaus zum Mitgestalter in der Schöpfung.

Wie viele Leben in menschlicher Verkörperung umfasst dieser Reinkarnationszyklus, angefangen bei der ersten Selbstbewusstwerdung als Mensch bis zur höchstmöglichen Reife im irdischen Bewusstsein?

Lehmann: Hier gibt es keine bestimmte Anzahl notwendiger Inkarnationen. Dieser Entfaltungsprozess im körperlichen menschlichen Bewusstsein ist mit dem freien Willen verbunden. Das Gesamtbewusstsein jedes Einzelnen mit seinen bisher erworbenen und verwirklichten Erfahrungen darf nun mitbestimmen. Um dir einen Überblick zu ermöglichen, möchte ich diese kreative, durch den Erwerb von Wissen und Erfahrung bestimmte Bewusstseinsentfaltung nun in vier Zyklen aufteilen.

Im ersten Teil geht es einzig um die Existenzbewältigung – Körpererhaltung und Körpereinsatz sowie Mitgestalten am und mit dem Körper.

Im zweiten Teil entwickelt sich das materielle Bewusstsein, das Denken und die Verwirklichung von Erdachtem, das Mitgestalten über das Denken.

Im dritten Teil geht es um die Bewusstwerdung und Nutzung aller Gesetzmäßigkeiten in der Materie, also um das Mitgestalten in der Natur.

Im letzten Abschnitt wird der Sinn des Lebens und der eigenen Existenz gefunden. Nun geht es um die Überwindung egoistischen Verhaltens sowie um das Ablegen jeglicher Emotionen und das bedingungslose Dienen im Kollektiv, also um das Mitgestalten an der Gemeinschaft aller Seelen.

Wir erwerben also erst durch unsere Selbsterkenntnis den freien Willen und lernen über diese Freiheit unsere Selbstverwirklichung, mit der wir dann der Schöpfung dienen. Ist das so?

Lehmann: Du kannst es so verstehen, gehe aber noch einen Schritt weiter. Ihr sagt auch, Selbsterkenntnis führt zu Gotteserkenntnis, und Gotteserkenntnis führt nicht nur in eine spirituelle Ethik, sie weckt auch das Interesse, an der von Gott erschaffenen Welt mitzuwirken. In der Endphase aller Reinkarnationen werdet ihr den freien Willen zum Wohle der kollektiven Gemeinschaft aller Seelen einsetzen.

Weil wir Mitgestalter werden dürfen, bekommen wir dafür den freien Willen und dürfen ihn nach eigenem Ermessen nutzen. Es freut mich, das zu hören, denn für mich macht das Ausüben der Geistheilung dadurch mehr Sinn.

Vielleicht kannst du mir noch in anderer Hinsicht weiterhelfen. Mir werden bei Gesprächen öfter Fragen gestellt wie »Wie viele Leben haben wir schon gelebt?« oder »Wie viele Reinkarnationen als Mensch sind notwendig?«. Du sagtest mir, das hängt von der Bewusstwerdung ab, die unterschiedlich schnell durchlebt wird. Kann man eine ungefähre Zahl nennen?

Lehmann: Von der Selbsterkenntnis bis zum höchstmöglichen irdischen Bewusstsein liegt die Spanne zwischen fünfzig und einhundertzwanzig Reinkarnation.

Verteilt sich dieser Zeitabschnitt von fünfzig bis einhundertzwanzig Leben gleichmäßig auf die vier Zyklen?

Lehmann: Für den ersten Abschnitt benötigt der Geist mitsamt der Seele ungefähr die Hälfte aller menschlichen Reinkarnationen. Die Existenzbewältigung, die Körpererhaltung unter widrigen Umständen, ist schließlich die Voraussetzung und Grundlage für alle weiteren Entwicklungen im menschlichen Bewusstsein.

In der zweiten und dritten Phase bestimmt die Seele mit ihrer Eigendynamik in der Bewusstseinsentfaltung die Anzahl der zu durchlaufenden Reinkarnationen. Der letzte Abschnitt im menschlichen Bewusstsein umfasst nur wenige Leben und muss nicht, wie ihr glaubt, als Heiliger abgeschlossen werden. Er *kann* so beendet werden, aber manchmal sind nur noch wenige Erkenntnisse zu erwerben, unter Umständen in einem kurzen Leben. Wie jedes Leben seine individuelle Prägung hat, ist auch der Abschluss so einzigartig wie jedes einzelne der vielen Leben davor.

Kannst du mir die besonderen Merkmale oder Entwicklungen der ersten Phase der menschlichen Entfaltung nennen?

Lehmann: Ihr sprecht doch bei der Frühgeschichte der Menschheit von Jägern und Sammlern. Mit ihnen beginnt die Existenzbewältigung und das Planen und Handeln innerhalb aller Widrigkeiten der Natur. An erster Stelle steht dabei die Entwicklung des Körperbewusstseins, dann der Dialog zwischen Geist/Seele und Körper, der notwendig ist, um Botschafter zu werden. Auch das Gehirn mit seinen Sinnen und die Verarbeitung der Sinneseindrücke gehören dazu, desweiteren die Forcierung von kreativen Handlungen und Fertigkeiten, die das Überleben in der Natur erleichtern und gleichzeitig die Feinmotorik fördern.

Die Seele unter geistiger Führung muss lernen, alle gelebten Informationen der Vorleben in die biologische Wesenheit einzubringen, damit der materielle Part sich an die verschiedenen klimatischen Bedingungen anpassen kann. Eine weitere Herausforderung für die Seele besteht darin, die körperlichen Strukturen zu verbessern und ihnen durch Genveränderungen, die ausgelebt und vererbt werden müssen und somit die kollektive menschliche Entwicklung fördern, eine vitale Stabilität zu verleihen.

Dieser Vorgang benötigt viele Leben und ist praktisch das Rüstzeug für eure Evolution zu Mitgestaltern der Schöpfung.

Welche bedeutenden Aufgaben muss die Seele in der zweiten Phase denn absolvieren?

Lehmann: Alle Übergänge in den Entwicklungsstufen sind fließend und erfordern manchmal auch einen Schritt zurück zur vorherigen Stufe des Lebens, denn einzig und allein durch die Reinkarnationen in verschiedenen Rassen, Kulturen und Klimazonen entsteht eine gewisse Breite im Bewusstsein. Das Durchwandern unterschiedlicher Lebensbedingungen fördert außerdem die physische Stabilität und Anpassungsfähigkeit, die wiederum wichtige Grundlagen für die Entwicklung eines gelebten Lebens sind.

Hervorzuheben für die zweite Phase ist die Entwicklung des kreativen Denkens und Handelns sowie in den ersten drei bis fünf Leben dieser Phase, ein Verständnis für Maße, Gewichte und Zeit zu entwickeln. In den weiteren Leben der zweiten Phase entwickelt ihr dann ein Bewusstsein für Zahlen und Schriftzeichen. Gleichzeitig entwickelt sich ein Sinn für Kunst und andere kreative Denk- und Handlungsweisen. Heilkunde und Spiritualität tragen wesentlich zur Entfaltung des Menschen in der zweiten Phase bei.

Demnach müssten in der dritten Phase das wissenschaftliche Denken, höhere Mathematik, Schulmedizin, Psychologie und das technische Zeitalter die Repräsentanten der Entwicklung menschlichen Bewusstseins sein. Wenn ich jetzt die weltweite Möglichkeit der Schulbildung und die vielen Hochschulen und Universitäten mit einbeziehe, dann dürfte der größte Teil der Menschheit derzeit wohl in der dritten Phase leben.

Lehmann: Wenn das der Fall wäre, würde es der Menschheit und dem Planeten Erde besser gehen. Noch befindet sich etwa die Hälfte der zurzeit lebenden Menschen in der ersten und zweiten Phase, wobei viele zwischen der zweiten und dritten Phase pendeln. Darin liegt euer aktuelles weltweites Problem.

Die Errungenschaften der Seelen aus den Stufen drei und vier sind allen Menschen fast uneingeschränkt zugänglich, so dass junge unerfahrene Seelen Zugang zu den technischen Entwicklungen haben, ohne jemals Erfahrungen damit gemacht zu haben, und deshalb habt ihr dermaßen viele Probleme. Es ist folglich genau so, wie du immer sagst: »Nur gelebtes Wissen ist wahres Wissen.«

Hat sich die Menschheit im Hinblick auf ihre technischen Errungenschaften zu schnell entwickelt? Haben wir die vielen Probleme, weil wir den Seelen mit wenigen Reinkarnationen nicht genügend Zeit für ihre Entwicklung geben?

Lehmann: Es ist nicht das, was du unter technischen Errungenschaften verstehst. Sie stellen nur nach außen hin ein Problem dar. Es geht nicht um Waffen und die technischen Möglichkeiten in der jetzigen Epoche, es geht grundsätzlich immer um Moral, Ethik, Gemeinschaftssinn bis hin zum Mitwirken an der Schöpfung.

Es geht für euch in allen Lebensabschnitten und Dramen, bei allen Erlebnissen, nur um Erkenntnis und Bewusstwerdung der Schöpfung, und das in allen Bereichen.

Es geht um den Sinn des Lebens und um den Umgang mit dem Sinn des Lebens, es geht um Menschlichkeit in Bezug zur gesamten Schöpfung.

Und warum gibt es so viel Leid, warum Krieg und kriminelle Energie? Geht es nicht auch ein bisschen harmonischer?

Lehmann: Vertraue der Schöpfung, denn bisher hat sich alles gut entwickelt, und das trotz aller technischen Errungenschaften, besonders bei den Waffen. Ihr habt euch nicht ausgelöscht oder zurückentwickelt. Im Gegenteil, immer mehr Seelen drängen in die Verkörperung und möchten an dieser Epoche mitwirken. Gehe bitte bei deinen Überlegungen davon aus, dass die überwiegende Mehrheit aller Erdenbürger sich Liebe, Frieden und Harmonie wünscht und sehr viel dafür tut, dass das auch gelingt.

Ich stimme dir gern zu, dass sehr viele Menschen sich um Erkenntnis bemühen und danach handeln, doch ich sehe noch viele Probleme, auf die ich keine Antwort habe. An erster Stelle möchte ich die aggressive Emotionalität nennen, den mangelnden Gemeinschaftssinn und das Verlangen, über andere zu bestimmen, mal ganz abgesehen von der Gier. Warum sind uns diese vielen schwierigen menschlichen Verhaltensweisen gegeben, hat das einen tieferen Sinn?

Lehmann: Alles hat seinen Sinn, so auch die von dir genannten, von euch Menschen schwer zu kontrollierenden Neigungen und Bedürfnisse. Sie haben nichts mit dem Denken zu tun. Es liegt an der Verschmelzung von notwendigen zellularen und organischen Funktionsweisen in Bezug auf die psychischen und seelischen Eigenschaften.

Nehmen wir die von dir genannte emotionale Aggressivität. Euer Immunsystem muss ständig alle Körperzellen vor einem

Befall aggressiver Mikroorganismen schützen. Dabei setzt es sämtliche im Laufe der Evolution entwickelten Kampf- und Vernichtungsmethoden ein. Die Erreger, die aggressiv den Körper mit seinen Zellen attackieren, werden genauso aggressiv bekämpft. Es nimmt sich nichts. Eure Seele, euer Unbewusstes, ist der Befehlshaber über Milliarden von Makrophagen, Killerzellen, T-Helferzellen, Lymphozyten und dergleichen mehr, die alle ins Feld geführt werden. Sie führen auf kleinsten Raum eine Auseinandersetzung auf Leben und Tod.

Eure Seele muss mit dem Immunsystem Aggression und Kampfgeist entwickeln, und diese Aggressionen auf zellularer Ebene gehen in Resonanz mit anderen seelischen Bewusstseinsschichten. So kann es zu Entzündungen in Organen und Körperteilen kommen. Aber neben ihrem Abwehrkampf muss eure Seele euer Denken, Fühlen und Handeln verwirklichen, und dabei können die Fronten verwechselt werden. Statt Erreger zu bekämpfen, erregt sie sich über äußere Reize.

Eine erfahrene Seele übt sich in Gelassenheit. Das lernt sie während vieler Leben. Über Gelassenheit gelangt die Seele zur Friedfertigkeit und zur Überwindung von Emotionen. Doch das fällt vielen Seelen schwer, denn wenn es um das Abwenden von Gefahren geht, können auf der äußeren Ebene Emotionen von lebensentscheidender Notwendigkeit sein. Bei euren diesbezüglichen Entscheidungen spielt dann häufig, wie bei der inneren Immunabwehr, Aggressivität eine wichtige Rolle.

Das kann ich gut verstehen. Deshalb sollten wir Menschen ja auch alles daransetzen, den inneren Abwehrkampf nicht in unsere äußeren Verhaltensweisen zu übertragen. Aber warum entwickeln wir Gier, das hat doch nichts mit Abwehrverhalten zu tun?

Lehmann: Gier und Aggression sind Polaritäten der Friedfertigkeit, nach der ihr streben solltet. Sie kann aber ohne Moral, Ethik, Harmoniebedürfnis und Gemeinschaftssinn nicht entstehen. Menschen mit Gier oder Aggressionen fehlt die Friedfertigkeit als wesentliche Grundlage. Deshalb werden sie unersättlich, gierig und/oder reagieren ungehalten auf das, was ihnen fehlt: Vollkommenheit.

Du sagst, es fehle ihnen Vollkommenheit. Was ist deiner Meinung nach Vollkommenheit?

Lehmann: Vollkommenheit bedeutet, die menschlichen Eigenschaften in ihrem höchsten Potenzial zu repräsentieren. Damit verbunden ist eine harmonische Ausgewogenheit in den psychischen Eigenschaften, die aber nur gegeben ist, wenn genügend friedfertige Eigenschaften die notwendigen destruktiven Eigenschaften kontrollieren.

Und diese Ausgleichsbestrebungen im Bewusstsein sind eng verbunden mit dem Lebenssinn.

Könnte es sein, dass auch psychosomatische Leiden ihre Ursache in seelischen Disharmonien haben, die aus dem Unbewussten kommen und den Körper krank machen?

Lehmann: Du sprichst hier ein wichtiges Thema eurer Entwicklung an.

Wenn das so wichtig ist, bitte erkläre mir die ganze Bedeutung der Psychosomatik.

Lehmann: Die vorher besprochene notwendige Aggressivität eures Immunsystems muss, wie du dir denken kannst, irgendwie delegiert werden. Die Seele steuert grundsätzlich alle chemischen und energetischen Prozesse im Organismus. Sie reguliert die Lebensgrundlage, euren Körper, mit psychischen Frequenzen. Sie nutzt psychische Eigenschaften, die alle eine bestimmte Frequenz haben, und kann darüber das gesamte körperliche Geschehen steuern, auch euer Denken.

Das Ganze funktioniert, weil jeder chemische Prozess, jede Zelle und sogar alle Körperfunktionen eine Eigenschwingung haben. Wenn die Seele in das körperliche Geschehen eingreifen möchte, aktiviert sie bestimmte psychische/charakterliche Eigenschaften, die eine Resonanz zum Physischen bewirken.

Und weil wir, bei Krankheiten und in anderen Notsituationen, kämpferisches Abwehrverhalten benötigen, hat jeder Mensch auch unliebsame Eigenschaften. Wenn ich das jetzt richtig verstehe, sind psychosomatische Erkrankungen Resonanzprobleme zwischen Körper und Psyche?

Lehmann: Psychosomatische Erkrankungen entstehen durch Einseitigkeit in den psychischen Frequenzen oder durch Verschiebung der Resonanzfähigkeit im Molekularen, Zellularen und Organischen.

Das möchte ich genauer wissen. Was ist Einseitigkeit in den psychischen Frequenzen?

Lehmann: Du sprichst doch in deinen Vorträgen gerne davon, dass ihr alle, wenn es um das Psychische geht, unterbemittelt seid. Das ist auch so. Von allen möglichen menschlichen Eigenschaften stehen euch als Einzelwesen nur maximal ein Drittel zur Verfügung.

Der Grund ist der, dass euer biologisches Bewusstsein nicht alle menschlichen Frequenzen (Eigenschaften) gleichzeitig leben und verarbeiten (in Resonanz bringen) kann.

Wer bestimmt denn diese mögliche Zusammensetzung der psychischen Eigenschaften beim Menschen? Ich kann mir vorstellen, dass der Mensch echte Probleme bekommt, wenn das Verhältnis der guten und notwendigen aggressiven Eigenschaften nicht ausgewogen ist?

Lehmann: Bei einer Reinkarnation ab der zweiten Phase entscheidet euer Höheres Selbst, also Geist und Seele, nach seinem Ermessen, mit welcher Charakterzusammensetzung das Leben durchwandert werden soll. In allen Reinkarnationen davor handelt es sich um kollektive Vorgaben, ohne Mitsprache der Seele und des Höheren Selbst.

Und was meinst du mit Resonanzfähigkeit?

Lehmann: Euer Körper, jede Zelle, jedes Organ, jede Drüse, ja selbst das Gehirn als Ganzes hat bestimmte Eigenfrequenzen. Diese Schwingungsmuster sind gegeben, einmal durch die DNA, also vererbt, und zusätzlich dann noch durch die gegebene und genutzte Zusammensetzung der Nahrung. Andererseits haben wir die seelischen Programme und die vielen psychischen Eigenschaften mit ihren Frequenzen, die sich einzig und allein in einem bestimmten Milieu und passender

Umwelt sowie in Übereinstimmung mit dem Körper harmonisch entwickeln können.

Wenn durch Nahrung, Luft und Wasser die benötigten Substanzen für das vererbte Verlangen vom Körperlichen her nicht gegeben sind, verschieben sich die Eigenschwingungen und die Seele bekommt Probleme mit der Regulierung der Körperchemie. Andererseits kann die Seele durch ein bestimmtes Milieu zu einem Abwehrverhalten gezwungen werden und dadurch in Schwierigkeiten geraten, weil die Regulierung nach außen das ganze psychische Profil verschiebt und auf diese Weise die Steuerung der Körperchemie ins Wanken bringt.

Demnach sind alle psychosomatischen Erkrankungen auf diese zwei Problemkreise zurückzuführen?

Lehmann: Es gibt noch eine dritte Kommunikationsstörung zwischen Körper und Seele, die besondere Probleme erschafft. Sie ist dann gegeben, wenn die Seele mit bestimmten Charaktereigenschaften (Frequenzen) in einen Körper inkarniert, der von der Vererbung (den angeborenen Frequenzen) her eine zu schwache Resonanzfähigkeit bietet. Die Folgen können sehr vielschichtig sein. Ich meine damit nicht die angeborenen Fehler im Biologischen, die Erbkrankheiten, die es auch gibt. Es geht mir vielmehr um andere Arten von Krankheiten, die trotz größter Bemühungen nicht geheilt werden können, wenn die Seele bestimmte Eigenschaften = Frequenzen, die für die angeborenen biologischen Frequenzen notwendig sind, nicht vermitteln kann.

Körper und Seele leiden dann an der Beeinträchtigung bestimmter Organe oder Körperfunktionen.

Haben wir es damit zu tun, wenn jemand sagt: »Ich stecke im falschen Körper?« Wie kann man diesen Menschen, die an einer gestörten Resonanzfähigkeit/Psychosomatik leiden, helfen? Gibt es für sie bestimmte Heilmethoden?

Lehmann: Es ist eine große Herausforderung, manchmal auch ein Muss, eine Prüfung, für die Seele. Sie muss bei solchen Gegebenheiten einen Körper mit unzureichendem Übertragungsmuster über Jahre hinweg vital erhalten. Die meisten Seelen benötigen dazu Hilfe. Diese kann therapeutisch aus der physischen Welt kommen oder aus geistigen Dimensionen. Erfahrene Seelen beherrschen die Modulation, sie verändern in einem erlaubten Maß die Frequenzen oder verändern über die Nahrung und Lebensweise die chemischen Strukturen im Biologischen so, dass eine verbesserte Resonanzfähigkeit zwischen Psyche und Körper entsteht. Die Seele hat in einem solchen Fall verschiedene Möglichkeiten, die Vitalität, die Lebensfähigkeit, zu stabilisieren.

Es wäre hilfreich für die Seelen, die eine schwache Resonanzfähigkeit besitzen, eine Therapie zu entwickeln. Kannst du uns vielleicht einen Weg zeigen?

Lehmann: Entwickle dazu am besten das weiter, was du von Oskar erfahren hast.

Meinst du die angedeuteten Lebensprogramme?

Lehmann: Die meine ich. Mit deinen Wahrnehmungsmethoden wirst du einen Weg finden, die Hintergründe von psychosomatischen Erkrankungen aufgrund von zu schwacher Resonanzfähigkeit aufzudecken.*

Du sagtest, erfahrene Seelen beherrschen die Modulation. Wie kann ich das verstehen?

Lehmann: Jede Seele inkarniert mit einem bestimmten und selbst gewählten Spektrum psychisch/seelischer Eigenschaften. Ein gewisser Teil davon dient nur der Regulierung von Grundbedürfnissen des Körpers und ist bei allen Seelen in ihrer Struktur weitgehend gleich. Ein beträchtlicher Teil der sogenannten Charaktereigenschaften dient allerdings einzig und allein der Entfaltung von Bewusstsein, und so haben erfahrene Seelen die Möglichkeit, diese Eigenschaften zu dem Strukturbild der Grundbedürfnisse hinzuzunehmen, was für die Sinnfindung in der Reinkarnation eine beträchtliche Hilfe sein kann.

Diese Auswahl ist alles andere als leicht für die Seele. Sie kennt durch das Höhere Selbst zwar ihre Aufgaben, aber die kollektiven Herausforderungen, die Zeitumstände der jeweiligen Epoche, stehen am Anfang des Lebens noch nicht fest und sind deshalb eine zusätzliche Herausforderung. Erfahrene Seelen können sich besser an die jeweiligen sich entwickelnden Zeitumstände anpassen, indem sie ihre psychischen Eigenschaf-

---

* Als ich diese Durchsage bekam, war mein Manuskript über die zwölf Programme des Bewusstseins gerade fertig geworden. Die Aussage von Lehmann beflügelte mich, und ich fand auch gleich einen Verlag, der das Buch *Die 12 Programme des Bewusstseins – Geistiges Heilen und der Sinn des Lebens* innerhalb kürzester Zeit herausbrachte. Ein Schüler von mir hatte ihn gegründet. Es war der AMRA Verlag.

ten in einem erlaubten Maße modellieren, und sind dann besser gerüstet, den kollektiven Schwierigkeiten zu trotzen.

Ist dieser übergeordnete kollektive Druck unausweichlich? Oder gehören schicksalhafte Erlebnisse vielleicht sogar zur Entfaltung unseres Bewusstseins?

Lehmann: In der Endphase aller Reinkarnationen habt ihr so viel Bewusstheit und Gewahrsein über die Lebensumstände angesammelt, dass ihr immer an den Orten sein werdet, an denen die Umstände so sind, dass ihr die freie Entscheidungsgewalt über eure Existenz behaltet. Verkettungen von Gefahren bis hin zu Katastrophen sind notwendige Herausforderungen für den Einzelnen.

Im Endeffekt dienen alle widrigen Umstände immer der Evolution. Alle widrigen Umstände tragen stets zur Entfaltung der Evolution bei. Jede einzelne Seele und jedes Höhere Selbst, ebenso wie das Kollektiv aller Seelen, ziehen daraus einen Nutzen. Es ist ein Geben und Nehmen zwischen dem Bewusstsein des Einzelnen und dem Verbund aller Höheren Selbste. Dabei hat das Kollektiv immer Vorrang, wenn es um die Entfaltung des Lebens geht.

Den betroffenen Menschen kommt es dann so vor, als wäre das Schicksal unerbittlich. Aber eine Katastrophe für den Einzelnen, mag sie noch so schrecklich sein oder gar tödlich, kann für das Kollektiv von Vorteil sein, woraus dann im nächsten Leben der Betroffene selbst durchaus seinen Nutzen ziehen kann.

Demnach hat alles seinen Sinn. Um das zu verstehen, brauchen wir nur unseren Blick vom jetzigen Leben abzuwenden und un-

ser Leben als Geistwesen mit seinen vielen Reinkarnationen zu betrachten. Die Not, das Leiden an den Krankheiten und Dramen, erleben wir weiterhin, es wird uns schmerzlich bewusst. Was wir aber meistens nicht sehen, ist, ob wir in einer späteren Reinkarnation einen Nutzen davon haben. Das dürfen wir erst noch erkennen.

Ich kann die vielen Menschen verstehen, die ihr Leben und oft auch ihre Umwelt als trostlos, hoffnungslos und sinnlos empfinden. Sie werten das immer aus dem Blickwinkel ihres aktuellen Lebens heraus, und wir haben ja auch im aktuellen Leben kein anderes Erleben. Kannst du mir sagen, welcher Sinn in dieser eingeschränkten Sichtweise besteht?

Lehmann: So grausam ihr Leben vielen Menschen auch erscheinen mag, wählt doch nur eine Minderheit den Tod. Der weitaus größte Teil aller Menschen hängt am Leben, selbst unter Schmerzen. Auch schwer Erkrankte wollen nicht sterben. Aber genau deshalb – weil viele Menschen ihr Leben als Last verstehen – habt ihr die Religionen entwickelt. Bei fast allen Religionen sprecht ihr von einem Leben nach dem Tod oder von der Auferstehung, vom Himmel und über das Karma, bis hin zu: »Gott liebt euch.«

Ist dir noch nicht aufgefallen, dass alle großen Religionen vom ewigen Leben sprechen?

Du sprichst vom Glauben, das verstehe ich sehr wohl. Aber du antwortest mir nicht auf das Warum, auf den Sinn des Ganzen. Könnte es sein, dass die Menschen, die ihr Leben als hart bis grausam verstehen, junge unerfahrene Seelen sind, also sich in der ersten Phase als menschliches Bewusstsein befinden, und, salopp gesagt, die

Spielregeln des menschlichen Bewusstseins mit seinen erstrebenswerten Verhaltensweisen noch nicht entwickelt haben?

Lehmann: In den ersten Reinkarnationen als Mensch wird das Leben oft als hart oder leidvoll angesehen.

Das liegt aber nicht immer daran, dass das Leben wirklich so schwer und entbehrungsreich ist.

Es bringt ganz einfach die Probleme zum Ausdruck, die der Einstieg in ein höheres Bewusstsein bereitet.

Wenn eine Seele zum ersten Mal in einem menschlichen Körper inkarniert, wird sie, bedingt durch ein radikal anderes zentrales Nervensystem, mit noch nie erlebten Sinneseindrücken konfrontiert. Die animalischen Erinnerungen und Prägungen aus den vielen Vorleben müssen sich jetzt, neben der instinktiven Lebensauffassung, noch an das rationale Denken anpassen. Instinktive Furcht oder Angst wird nun als real begriffen und kann durchaus als katastrophal erlebt werden. Diese Seele erlebt also eine unrealistische Wahrnehmung durch zu wenig Erfahrung mit einem menschlichen Gehirn, und das führt bei ihr zu Furcht und Schrecken.

Da kann man verstehen, wenn unerfahrene Seelen verzweifeln! Nach meiner Erfahrung leiden Menschen auch scheinbar unbegründet unter Lebensbedingungen, die an und für sich gar nicht schwierig sind, die sie aber als Drama erleben.

Allem Anschein nach sind das keine jungen Seelen. Welche Gründe stecken dahinter?

Lehmann: Hast du diese Frage ernst gemeint oder bist du nur unsicher? Du solltest bei deinen Fragen bedenken, dass ich deinen Bewusstseinsinhalt kenne und alles, was du an Wissen zusammengetragen hast. Deine Lebenserfahrungen und das, was du von mir und Oskar gehört hast, reichen aus, dir diese Frage selbst zu beantworten. Deshalb werde ich dir darauf keine Antwort geben, zumal wir ein Abkommen haben, das klare Vorhersagen verbietet. Du hast doch selbst darum gebeten, nur Hinweise zu bekommen, damit du meine Durchsagen, in deiner Realität, mit deinem Wissen in Erfahrungen umsetzen kannst, so wie du es immer sagst: »Nur gelebtes Wissen wird zu wahrem Wissen.«

Lehmann hatte Recht. Ich hatte mir von ihm nur meine Erkenntnisse bestätigen lassen wollen. Seit fast fünfzig Jahren befasse ich mich nun schon mit dem Geistigen Heilen und konnte in all der Zeit in Erfahrung bringen, dass bei vielen Kranken, besonders wenn sie verschleppte oder chronische Krankheiten hatten, die Ursachen in ihrer Lebenseinstellung und Lebensweise zu suchen waren. Ein Teil aller Kranken sind junge, unerfahrene Seelen, die auf Hilfe angewiesen sind und ohne Lehrer und Heiler, ohne Unterstützung erfahrener und wissender Seelen nicht durch die Jahre kommen würden.

Unter den chronisch Kranken, Austherapierten, die zu mir kamen und um Hilfe baten, gab es aber auch Leidende, die garantiert keine jungen Seelen waren. Als ich bei ihnen hinterfragte und nach dem Verursacher suchte, machte ich die Erfahrung, dass nur wenige ungeliebte psychische/seelische Eigenschaften bereits eine Therapieresistenz auslösen können, wenn sie gedacht und mit Argumenten gelebt werden. In meinem Buch *Geistheilung – Dialog mit der Seele* habe ich diese Probleme genau beschrieben.

Es muss nicht immer eine körperliche Erkrankung sein, die Menschen das Leben als Last oder Leiden empfinden lässt. Wenn das Denken, die Gefühle oder beides mit sich und der Welt unzufrieden sind, kann sich daraus durchaus eine Tragik entwickeln. Was mich erstaunte, war, dass ich bei vielen dieser psychisch bis psychosomatisch Leidenden aggressive Verhaltensweisen fand, bei anderen wiederum nicht. Leid zu empfinden hat demnach nichts mit Aggression oder Depression zu tun. Die Verursacher sind in einer anderen Struktur, im menschlichen Ausdruck und Verhalten zu suchen. Bei genauer Betrachtung jeglicher Leidensformen zeigte sich, dass dabei der Faktor Unwissenheit eine wichtige Rolle spielt, womit aber nicht nur unzureichende Bildung gemeint ist. Die Frage war nun: »Wo fehlt es uns an Wissen, wenn wir unglücklich oder krank werden?«

Die Suche nach dem Fokus der Unwissenheit, der zu einer Erkrankung führt, erbrachte, dass mangelnde Intelligenz allein, wie schon gesagt, nicht in eine Krankheit führt oder dazu, das Leben als Last zu empfinden. Es gibt andere fehlende Bewusstseinsstrukturen, die in der Lage sind, Krankheit und Unglücklichsein auszulösen. An erster Stelle sind es Angstsymptome, aber auch der Glaube, das Spirituelle und die Frage nach dem Sinn des Lebens könnten zu einer nicht zu beherrschenden Herausforderung werden. Auf meiner Suche danach, wie Unzufriedenheit, Unsicherheit und Angst entstehen, fand ich im menschlichen Bewusstsein zwölf Grundstrukturen (Programme), die dafür infrage kommen.

Obwohl der Begriff Programme wie fremdbestimmt klingt, möchte ich diesen Begriff doch beibehalten. Die Seele, wenn sie spätestens mit der Geburt Körpererhaltung, Wachstum und Heilung übernimmt, muss sich an die vererbten Strukturen der Gene anpassen, die durchaus einen gewissen Programmcharakter haben. Die Seele muss sich, wenn sie den Körper erhalten will, mit den für den Menschen unbewussten Strukturen der Erbsubstanz auseinandersetzen. Die menschliche Seele *erschafft* nicht den Körper, sie *übernimmt* den Körper, indem sie ihn beseelt und mit ihren Programmen alles lebendig hält. Dieser Einstieg ist für die Seele eine große Herausforderung. Sie trifft auf eine Erbstruktur, die einmalig ist, und muss mit ihrer Einmaligkeit als Seele all ihre Erfahrung nutzen, um den kleinen, noch hilflosen Körper am Leben zu erhalten und in die weiteren Jahre führen.

Nach der Abnabelung von der Versorgung durch die Mutter helfen der Seele dabei angeborene Reflexe und instinktive Wahrnehmungen, die sich im Laufe der Evolution entwickelt haben und über die DNA angelegt wurden. Daraus ergeben sich im Kleinkindalter Probleme, die, neben den Gefahren aus der Außenwelt, darin bestehen, dass die Strukturen des Körperlichen und des Seelischen sich stark unterscheiden: das Erbmaterial, die Ahnenreihe, einerseits und die Reinkarnationserfahrungen der Seele andererseits. Diese beiden sehr unterschiedliche Dimensionen bringen jeweils eigene Erfahrungen mit anderem Ausdruck und Verhalten mit sich. So müssen sich beide Seiten miteinander auseinandersetzen: der Körper mit der Seele und die Seele mit dem Körper.

Die Einzigartigkeit des Erbmaterials, der DNA, und die Einzigartigkeit der Fähigkeiten der Seele ergeben immer eine noch nie dagewesene Kombination aus Erbmaterial und Talenten – zwei Bewusstseinsformen, die für ein irdisches Leben etwas

Neues, Einzigartiges hervorbringen wollen: neues, erweitertes Bewusstsein im Physischen durch die Vererbung und erweitertes Bewusstsein für die Seele durch Erfahrung.

Wenn ich hier über die Seele spreche, sollten wir nicht vergessen, dass sie der Vermittler des Geistes ist. Alle seelischen Fähigkeiten und Erfahrungen sind durch die Vermittlung zwischen Geist und Körper entstanden. So, wie der Körper alle Entwicklungen und Erfahrungen durch Vererbung weitergibt, werden auch alle Erfahrungen der Seele im Geistigen, im Höheren Selbst, abgelegt und bei der nächsten Reinkarnation zur Verfügung gestellt. Aus diesen beiden Erfahrungsstrukturen von Körper und Seele/Geist bildet sich dann im menschlichen Organismus eine einzigartige, lebendige Kombination.

Dabei kann es zu hervorragenden Ergänzungen von Erbsubstanz und Talenten der Seele kommen. Andererseits kann eine Seele mit einseitigen Talenten und Unvermögen auf eine geschwächte, geschädigte Erbsubstanz treffen, die es ihr fast unmöglich macht, ein zufriedenes Leben zu führen.

Welche Qualität im Leben entsteht, hängt immer von einer Zusammenarbeit zwischen Geist und Seele in Bezug auf den Körper mit seiner Erbmasse ab. Der schwächere Teil bestimmt über die Lebensqualität, wobei Geist und Seele den dominanten Teil dieser Gemeinschaft bilden.

Eine erfahrene Seele kann durchaus in einem Körper mit schwächelnder Erbsubstanz ein glückliches und erfolgreiches Leben führen. Anderseits kann eine starke Erbmasse, ein gesunder Körper mit einer unerfahrenen Seele in Problemen versinken. Die Dominanz der inneren Werte sind der bestimmende Teil im Leben, sie prägen einen Menschen durch seine DNA und bewirken seine Einzigartigkeit. Welche inneren Werte den

Erfolg und die Zufriedenheit oder Unzufriedenheit eines Lebens bestimmen, habe ich in meinem vorigen Buch *Die 12 Programme des Bewusstseins* dargelegt.

Gesundheit und Zufriedenheit im Leben hängen weitgehend von einer Ausgewogenheit innerhalb der zwölf Programme ab. Mangelhafte Entwicklung von Lebenserfahrungen in den vergangenen Reinkarnationen führt unweigerlich zu Problemen im neuen Leben. Die Qualität des jetzigen Lebens ist durchaus vergleichbar mit dem Erworbenen aus allen Vorleben, die sich dann in Form von Stärken und Schwächen in den Programmen ausdrücken. Die Stärke in den seelischen Programmen entsteht einzig und allein durch gelebtes Wissen, niemals durch Fantasie und Theorie. Die Auseinandersetzungen zwischen dem Körperbewusstsein mit seiner Erbsubstanz und der Seele mit ihren Talenten und ihrem Unvermögen bieten jedes Mal, durch ihre Einzigartigkeit, den idealen Nährboden für Bewusstseinserweiterung.

Lebenserfahrung ist ein nicht zu unterschätzender Wert, doch betrachten wir sie auch ganzheitlich? Ich glaube nicht, weil Lebenserfahrung mehrschichtig ist. Im Allgemeinen verstehen wir unter Lebenserfahrung das, was wir im jetzigen Leben durchwandert, erlebt, erlernt und entschieden haben. Doch diese unsere Lebenserfahrung wird nicht zuletzt geprägt und hängt von der Leistungsfähigkeit unseres Körpers, unserer Erbmasse ab, die einen beträchtlichen Teil unserer Belastbarkeit und Leistung ausmacht. Unsere Erbmasse enthält die Lebenserfahrungen unserer Ahnen und bestimmt bei vielen Tätigkeiten, manchmal mehr, manchmal weniger, unseren Erfolg im Leben. Desweiteren haben wir noch unser Unbewusstes, Geist und Seele, das mit seinen aus vielen Reinkarnationen stammenden Erfahrungen grundsätzlich mitentscheidet, welche Lebenserfahrungen wir machen und unter welchen Bedingungen. Die aus dem Unbewussten kommenden Führungskräfte, die zusammen mit dem Körper und durch den Körper unser Lebensbild prägen, werden leider bei der Beurteilung unserer Persönlichkeit fast immer vernachlässigt. Doch es sind die drei Elemente Körper, Seele und Geist, die unsere Persönlichkeit bestimmen und eng mit dem Erfolg im Leben zusammenhängen.

Wollen wir ergründen, welche Werte in unserer Persönlichkeit zu finden sind, dann sollten wir zunächst einmal festlegen, was wir denn eigentlich als menschliche Werte betrachten? Handelt es sich dabei um Intelligenz, liebevolles Verhalten, einen gesunden Körper, Leistungsbewusstsein, oder können wir pauschal sagen, dass nur eine erfahrene Seele zur Persönlichkeit wird? Es sieht danach aus, denn die Kräfte, die aus dem Unbewussten kommen, haben für mich den höheren Stellenwert. So haben wir mit der Intuition eine treibende Kraft für den Intellekt, Inspiration für unsere Motivation und Begeisterung für unseren Antrieb. Alle drei haben nichts mit unseren Charaktereigenschaften zu tun, sie können alle Persönlichkeitsanteile fördern und erhöhen und sogar schwache Eigenschaften in uns mitreißen. Sie kommen nicht aus unseren Erfahrungen des aktuellen Lebens. Intuition, Inspiration und Begeisterung sind der Schatz unseres Gesamtbewusstseins und können für alle gegenwärtigen Bedingungen eine Unterstützung sein. Sie sind ein Talent, und Talente kommen nicht aus diesem Leben, wir haben sie oder nicht. Talente entstehen aus den Erfahrungen *vieler* Leben, und unsere Seele, das Unbewusste, setzt sie ein, wenn es ihr günstig erscheint, zusammen mit anderen menschlichen Eigenschaften.

Wie wir diese Kräfte nutzen und in welchem Bereich ist von Mensch zu Mensch derart verschieden, dass wir von einer individuellen Einzigartigkeit sprechen können. Fragen wir uns doch einmal: Für was kann ich mich begeistern, welche Ideen und Dinge inspirieren und motivieren mich? Worin zeigt sich meine Intuition, auf welchem Gebiet trifft mich der Geistesblitz, worüber empfange ich innerlich zuvor nicht gedachte Erkenntnisse? Unser in diesem Leben erworbenes Bewusstsein erhält in vielfältiger Weise Unterstützung aus der Schatzkiste der Seele, aus unserem Unbewussten. Weil wir alle einzigartig sind, ist das kaum vorhersehbar, es sei denn, der Sinn unseres Lebens ist uns völlig klar. Doch davon sind wir weit entfernt. Es ist deshalb mehr als sinnvoll, sich Gedanken zu machen, wie und mit welchen Erfahrungen und Talenten wir unser Bewusstsein erweitern können.

Viele unserer Gedanken, Worte und Taten sind sinnvoll, viele leider auch unsinnig, und ihre Folgen und Kosten rauben uns viel Zeit und Kraft. Es wäre gut, wenn wir unsere Schwächen kennen würden. Dann müssten wir nicht mehr so viel Energie und Zeit dafür aufbringen, unsere Fehlentscheidungen auszubügeln. Sicher spielen die Zeitumstände, Naturgewalten, Wirtschaft und Politik, Familie und die Kultur, in der wir leben, eine große Rolle, und dem Milieu, in dem wir leben, können wir uns nur schwer entziehen, denn *Alles* beeinflusst *Alles*. Schauen wir genau hin, werden wir beobachten, dass es bei großen und kleinen Dramen Menschen gibt, die unbeschadet davonkommen. Wir können es den siebten Sinn nennen oder sagen: »Er hat Glück gehabt.« Genauso könnte es aber auch sein, dass der Betreffende bessere, befriedigendere und sinnvollere Entscheidungen getroffen hat als andere.

Betrachten wir die Seite der Verlierer, dann werden wir erkennen, dass die meisten Probleme selbst verursacht werden, durch unüberlegte Handlungen, Missgeschick, durch Angst, Aggression und andere Emotionen oder durch Fehleinschätzungen der eigenen Fähigkeiten und Möglichkeiten, die dann zu Enttäuschungen führen. Mentale, emotionale Fehlentscheidungen sind häufig ein Konfliktauslöser, doch meistens wird der Entstehungshintergrund nicht beachtet oder gar nicht erkannt. Schuldzuweisungen sind dann die Folge. Wir geben anderen die Schuld, denn woher soll es sonst kommen?

Auf der Suche nach Erklärungen dafür, wie unsere Dramen und Konflikte entstehen, stieß ich, wie schon erwähnt, auf unausgereifte Verhaltensmuster im Bewusstsein des Einzelnen, gepaart mit Erfahrungslücken und mangelnder Erkenntnis über sich selbst. Hätten wir diese Bewusstseinslücken nur im Denken, dann hätten wir uns sicher schon bemüht, sie aufzufüllen oder zumindest gelernt, damit umzugehen. Es gibt aber Verhaltensmuster, die nichts mit dem Intellekt zu tun haben. Wie ist es zum Beispiel mit dem Glauben?

Der Glaube kann Berge versetzen, sagt man, doch ebenso kann uns der Glaube in tiefe Abgründe stürzen. Glaube ist kein Wissen, doch genau das kann er uns vorgaukeln – wenn er stark genug ist. Es ist gut, wenn wir an uns glauben, das macht stark. Wir können genauso an das Gute in einem Menschen glauben, das bringt Zufriedenheit. Wenn wir dagegen glauben: »Das schaffe ich nicht«, blockieren wir damit viele unserer Fähigkeiten. Auch ungeachtet der verschiedenen Glaubensbekenntnisse an Gott, an eine Religion – viele internationale Kriege und Dramen waren und sind Glaubenskriege –, hängt unsere Lebensqualität stark davon ab, woran wir glauben oder nicht glauben. Unsere Abhängigkeit davon kann dramatische Folgen haben, kann Erfolg oder Niederlage bedeuten. Andererseits sagt man: »Wenn der Mensch keinen Glauben hat, ist er verloren.« Wir kommen ohne Glauben nicht aus, selbst die Entwicklung unseres Wissens verbessert sich, wenn wir daran glauben. Glauben wir, es bringt nichts, dann bemühen wir uns nicht, glauben wir, das kann uns etwas bringen, schauen wir genau hin. Trennen wir Wissen und Glauben und erkennen, dass Glauben nur ein Hinweis auf eine mögliche Entwicklung ist, wird er uns von Nutzen sein.

Mit dieser Veranschaulichung über den Glauben möchte ich darauf hinweisen, wie wichtig es ist, die Motive in uns zu erkennen, die unser Denken, unser Handeln und unsere Emotionen mehr als nur beeinflussen, sie sind ein Teil von uns. Glaube und Spiritualität sind aber nur eines der zwölf Programme des Bewusstseins, wie ich sie verstehe.

Nehmen wir einen anderen Begriff, »das Dienen«, aus dem Programm Gemeinschaftssinn, dann werden wir erkennen, dass es mit dem Dienen so eine Sache ist. Wenn wir nicht aufpassen, wem oder was wir dienen oder nicht dienen, kann es zu einer Schicksalsfrage werden. Das Dienen als etwas grundsätzlich Wichtiges anzusehen, kann für einzelne Menschen ein kaum zu überspringendes Hindernis sein, besonders wenn Besitzstreben, Neid und Verachtung zum Repertoire der Psyche gehören. Andere wiederum opfern sich im Dienen auf, weil sie hingebungsvoller Natur sind. Unsere Einstellung zum Verdienen, Bedienen bis dahin, der Schöpfung zu dienen, hat eine nicht zu unterschätzende Wirkung auf unser Leben, zumal wir viele Ableitungen vom Begriff Dienen kennen und für diese eine bestimmte Wertvorstellung mitbringen. Ich bin *be-dient, Dienst-Grad, Dienst-Anleitung, Außen-Dienst, Dienst-Aufseher, Dienst-Vorschrift* und dergleichen mehr. Und wir haben sogar einen Wochentag dem Dienen gewidmet, den Dienstag.

Bei allen Überlegungen über das Dienen sollten wir nicht vergessen, dass die Natur dem Leben dient und dass Leben ohne Dienen nicht möglich ist, weil das Leben ein Kollektiv ist. Unser Gemeinschaftssinn, wozu eben auch das Dienen gehört, ist ein nicht zu unterschätzender Fokus im Ausdruck und Verhalten unserer Persönlichkeit. Es gibt aber noch viele andere sehr aktive Begriffe, die unser Denken, sogar unsere Vernunft überrennen können, besonders wenn es um die Eigenschaften geht, die wir den Emotionen zuordnen. Meiner Meinung nach sind die emotionalen Verhaltensweisen die größte Herausforderung für das, was wir menschliche Vernunft nennen, und sie können uns ganz schön ausbremsen auf dem Weg in Richtung Vollkommenheit.

Warum schreibe ich als Geistheiler über solche menschlichen Eigenschaften? Weil ich erkannt habe, dass Disharmonien im Charakter, wenn die Begriffe stark genug sind, jegliche Heilung verhindern. Oft genug habe ich erlebt, dass wahre Heilung nur geschieht, wenn der Leidende erkennt, woher sein Unheil kommt, und er sich bemüht, an einer Verbesserung seines menschlichen Profils zu arbeiten. Eine Bewährung, eine Verbesserung auf Zeit – die vorübergehende Regulierung der Problematik – ist die geringste Form der Anerkennung, wenn Selbsterkenntnis einsetzt. Das bedeutet noch nicht Heilung, dazu müssen weitere Erkenntnisse heranwachsen. Heilung durch Bewusstseinserweiterung auf rein theoretische Art gibt es nicht, eine durchgreifende Regulierung geschieht nur dann, wenn die

Erkenntnisse auch gelebt werden. Heilung, ob körperlich oder seelisch, ist ans Gesamtbewusstsein von Körper, Seele und Geist gebunden, und alle drei Ebenen bestimmen mit, wie gut oder schlecht es uns geht.

In meiner Praxis zeichneten sich bei der Bewusstwerdung und Eigenverantwortung, die zu einer Heilung führten, immer wieder drei Schwierigkeitsgrade ab. Noch nie habe ich eine durchgreifende Heilung einzig durch theoretisches Wissen erlebt. Diese drei Heil- und Regenerationsstufen möchte ich Ihnen jetzt näher beschreiben.

1. Heilungsalltag bei chronisch Kranken

Bei den meisten Erkrankungen und den damit verbundenen Behandlungen geht es darum, Entgleisungen in der Selbstregulation zu beheben: das Immunsystem zu unterstützen, Organ-Fehlfunktionen zu beheben, die Lymphe, den Kreislauf, den Säuren/Basen-Haushalt zu harmonisieren und vieles mehr. Bei vielen therapeutischen Maßnahmen gegen eine Krankheit wird wenig oder gar nicht nach dem Verursacher oder Grund der Erkrankung gefragt. Meistens aus Zeitgründen wird so verschrieben, angewandt und behandelt, wie es der Therapeut für angemessen hält.

Wegen der mangelnden Ursachenforschung bringen manche Anwendungen wenig oder die Heilanwendungen greifen erst, wenn der Fokus der Erkrankung aufgedeckt ist, zum Beispiel bei Mangelerscheinungen, Kontaminierung, Süchten, falscher Ernährung und dergleichen. Eine beträchtliche Anzahl von Menschen bleibt aber trotz aller Bemühungen weiterhin krank. Sie leiden oft Monate oder sogar Jahre lang an dem gleichen oder ähnlichen Leiden, weil der Verursacher nicht gesucht und erkannt wurde.

2. Heilung durch Erkenntnis

Therapieresistenz hat mit mangelnder Bewusstwerdung über den Hintergrund, den Verursacher oder mit mangelnder Eigeninitiative zu tun. Bei diesen Menschen tritt eine Besserung erst dann ein, wenn der Betroffene den Verursacher erkennt und alles daran setzt, die Ursachen und Folgen der Erkrankung zu meiden. Das Problem dabei ist, dass viele dieser Erkrankungen psychosomatischer Natur sind oder dass es sich um Schwierigkeiten mit dem eigenen Verhalten oder eine Reaktion auf das Verhalten anderer handelt. So bleibt oft nur ein Weg in die Heilung: Selbstregulierung durch Selbsterkenntnis, verbunden mit wesentlicher Anstrengung und Vermeidung der Reaktionsmuster aus dem Charakterprofil, die als Verursacher erkannt wurden. Doch das ist kein kurzer Weg. Arbeit an sich selbst braucht Zeit und vor allem Gelegenheit – Bewährungsproben.

Fassen wir also zusammen: Erst dann, wenn durch Eigeninitiative eine psychische Harmonisierung aktiv angegangen wird, kann Hilfe von außen wirksam werden. Das Gute daran ist, dass schon das Bemühen an sich uns durch teilweise Aufhebung der Therapieresistenz belohnt, eine »Heilung auf Bewährung«. Mir begegneten allerdings auch Kranke, die trotz mentaler und emotionaler Bemühung auf Heilung nicht ansprachen. Es sind nur wenige, aber sie bilden eine weitere Gruppe.

3. Heilung über die Selbsterkenntnis mit Selbstverwirklichung

Auf der dritten Stufe ist der Schwierigkeitsgrad am höchsten. Hier muss der Verursacher bestimmt werden. Es muss alles darangesetzt werden, die Hintergründe aufzudecken und anschließend zu meiden und zu verändern. Und dazu müssen wir uns jeglicher Zusammenhänge bewusst werden. Diese Erkenntnisse sollten so gedeihen, dass daraus eine Botschaft, eine Lehre entsteht. Die Erkenntnisse über alle Hintergründe, einschließlich der Regulierung, muss außerdem weitergegeben werden. Erst dann, nach Erkennen der Zusammenhänge aller Faktoren und Weitergabe des Wissens, welcher Weg von der Krankheit zur Heilung führt, kann die Krankheit geheilt werden.

Es kann, muss aber nicht immer der Betroffene als Kranker diese Aufklärungsarbeit vollziehen. Es gibt auch Ärzte, Psychologen und Heiler, die durch eine starke Einfühlungsgabe, gepaart mit Wissen, den Weg der Heilung aus einer Therapieresistenz aufzeichnen und beschreiben und natürlich den Kranken einweihen, mit ihm an seiner Selbstverwirklichung arbeiten und das Resultat veröffentlichen.

Diese drei Wege der verschiedenen Erfordernisse zur Heilung sind auch messbar über das Chakrensystem und wurden von mir beschrieben in meinem schon mehrfach genannten Buch *Die 12 Programme des Bewusstseins.* Was ich dort und auch im Vorliegenden dargelegt habe, stammt aus meiner Lebenserfahrung, aus Gesprächen, aus Heilungsprozessen und Durchsagen der geistigen Welt. Es ist vermittelbar und kann für die verschiedensten Heilungsprozesse genutzt werden.

Als ich nach der Niederschrift dieses Textes wieder meinen Geistführer Lehmann kontaktierte, sagte er: »Na geht doch, du benötigst meine Meinung nicht mehr.«

Es war, wie Sie gelesen haben, eine Aufforderung gewesen, ohne Durchsagen meines Geistführers selbst Antworten auf meine Fragen zu finden.

Es wäre schön, den Rat geistiger Helfer nicht mehr zu benötigen, doch leider haben wir Menschen noch viele ungelöste Fragen, und weil das so ist, fragte ich wieder bei meinem geistigen Helfer nach. »Es ehrt mich, wenn du mir so viel zutraust«, begann ich, »doch ich habe noch viele Fragen, und mit dieser möchte ich anfangen: ›Mir scheint, dass alle höher entwickelten Lebewesen und auch der Mensch ohne Bakterien und andere Mikroorganismen nicht leben können. Sind wir von den Bakterien & Co. abhängig?‹«

Lehmann: Auf eurem Planeten ist die Vorherrschaft der Mikroorganismen von Anfang an ein bestimmender Teil in der Evolution. Ohne Bakterien gäbe es den Menschen nicht. Eine Vielzahl von Bakterienarten, mit unterschiedlichen Fähigkeiten, begann vor Milliarden von Jahren, den Planeten für das höhere Leben vorzubereiten, und dieser Vorgang läuft ununterbrochen weiter. Das Urmeer und die Atmosphäre mussten von Bakterien chemisch verändert und in ihrer Zusammensetzung für höheres Leben vorbereitet werden. Bakterien sind die stummen Diener des Lebens. Sie sind mit Viren und anderen Mikroorganismen der Motor der Evolution.

Ich verstehe. Ohne Darmflora, ohne die Stoffwechselprozesse der Mikroorganismen im Darm, würden wir ja auch verhungern, weil wir selbst nicht in der Lage sind, die Speisen so aufzulösen und chemisch zu verändern, dass die lebenswichtigen Nährstoffe im Darm aufgenommen werden können. Aber steuern die Bakterien im Darm ihre Zusammensetzung selbst? Wenn nicht, wie geschieht die Ordnung und Regulierung im Darm?

Lehmann: Das ist eine gute Frage. Ich weiß, dass meine Antwort dir helfen wird bei der Behandlung von Verdauungsbeschwerden.

Mikroorganismen besitzen von sich aus keine Intelligenz, im Sinne dessen, was ihr unter Intelligenz versteht. Sie können somit nicht selbst entscheiden, aber sie können reagieren. Damit sie reagieren, haben alle mehrzelligen Lebewesen auf bioenergetischer Ebene eine Kommunikation mit den Mikroorganismen entwickelt. Auf den ersten Blick scheint es nur ein chemischer Reaktionsprozess zu sein, und ein solcher findet auch statt. Betrachten wir es jedoch von bioenergetischer Seite, dann ist eine Verständigung auf bioenergetische Ebene genauso an der Symbiose beteiligt wie das Biochemische. Ich meine nicht das Substanzielle, die stoffliche Grundlage für Wachstum und Vermehrung. Was ich meine ist eine energetische Information, eine Kommunikationsebene, ein Miteinander, eine Symbiose in der Gemeinschaft, welche die Evolution des Lebens begünstigt.

Bitte erkläre mir: Wie kommunizieren wir Menschen mit den Darmbakterien?

Lehmann: Jedes noch so kleine Lebewesen benötigt Energie und Information. Ein Teil der Energie wird durch Chemoelektrizität gewonnen, ein weiterer Teil aus dem energetischen Umfeld, durch Licht, Magnetismus, Elektrizität.

Die verschiedenen Energieformen dienen auch allen Lebewesen als Bioenergie und bilden untereinander energetische Resonanzen. Dabei beruht der Kommunikationsaustausch zwischen Mikroorganismen und mehrzelligen Lebewesen auf seelischer Energie. Eure Seele hat zum Beispiel bestimmte »Wohlfühlprogramme« für Bakterien, die dem menschlichen Organismus von Nutzen sind.

Heißt das, wir züchten praktisch unsere Darmflora, indem wir sie mit bestimmten Informationen oder Energie versorgen? Ich dachte, es geht nur über die Nahrung?

Lehmann: Die Nahrung spielt eine gewisse Rolle, doch ohne Vitalinformationen gäbe es unkontrollierbare Entwicklungen. Es geht dabei nicht um rein energetische Versorgung, es geht um kontrollierte Information, nicht zu viel, nicht zu wenig. Eine erfahrene Seele, du kannst es auch das Unbewusste nennen, ist außerdem in der Lage, unerwünschte Keime in ihrer Vermehrung durch Information zu hemmen.

Das würde bedeuten, unsere Seele kann mit Bakterien kommunizieren. Wie soll das gehen?

Lehmann: Wir sprachen doch schon über die Entwicklung eures Bewusstseins, die vor Millionen Jahren begonnen hat. Aus den atomaren und molekularen Lern- und Beherrschungsprozessen entstand die nächste Stufe, die der Mikroorganismen. In eurem Höheren Selbst sind alle Erfahrungen aufgezeichnet, die ihr im Mikrobenbewusstsein gemacht habt. Eine erfahrene Seele kann gewissermaßen in die Kommunikation, in die energetischen Bedürfnisse, der Kleinstlebewesen hineinhorchen und mitreden, weil euer Gesamtbewusstsein im Höheren Selbst die energetischen Lebensgrundlagen der Mikroorganismen kennt.

Kann das so weit gehen, dass unsere Seele die nötigen Bakterien mit Vitalenergie versorgt und Störenfriede entvitalisiert?

Lehmann: Salopp ausgedrückt, meine ich es genau so. Bei den meisten Menschen funktioniert das ein Leben lang. Nur gelegentlich können unbekannte Keime Störungen hervorrufen. Dann setzt eure Seele ein anderes Mittel ein, zum Beispiel Durchfall. Weil euer ganzer Verdauungstrakt in einem immerwährenden Balanceakt zwischen Freund und Feind unterscheiden muss, ist der größte Teil eures Immunsystems um den Darm herum angesiedelt. Diese Einsatzgruppe ist der Schutzwall gegen die Mikroorganismen, die nicht zu eurem Körper gehören, aber notwendigerweise über die Nahrung in euch hineingelangen.

Haben wir die Möglichkeit, Frequenzen zwischen den guten und schlechten Mikroorganismen zu messen und eine Art Störsender zu entwickeln?

Lehmann: Nur mit Imagination und Heilinformationen, nicht aber mit technischen Geräten, denn die Kommunikationsenergien sind die gleichen, wie ihr sie zum Beispiel von der Hypnose her kennt, also für euch physikalisch noch unbekannt.

Die Regulierungsprozesse bei der Geistheilung beruhen ja auf Informationen aus einer nicht messbaren Energiestruktur. Damit wäre doch eigentlich, wenn die Kräfte des Unbewussten es allein nicht schaffen, eine Regulierung der Darmflora durch geistige Information der richtige Weg.

Oder ist noch etwas anderes zu beachten?

Lehmann: Wenn eine schwache oder gestörte Darmflora vorliegt und sichergestellt ist, dass die Nahrungszusammensetzung gut ist und keine Allergie vorliegt, dann kann es hilfreich sein, mit geistigen Kräften eine Regulierung über das dritte und vierte Chakra einzuleiten.

Zu den seelischen Kommunikationen mit Mikroorganismen habe ich noch eine weitere Frage. Ist unser Höheres Selbst, unser geistiger Anteil, zusammen mit der Seele in der Lage, mit allen Arten von Lebewesen auf unbewusster Ebene zu kommunizieren, auch mit Mikroorganismen in uns und auf uns?

Lehmann: Alles Leben lebt vom Leben. Alle Lebewesen, der Vergangenheit und der Zukunft, sind eine gigantische Gemeinschaft, sie sind eine Familie des Lebens, ein einziges geistiges Programm der Schöpfung, in unterschiedlichen Formen, die einander bedingen. Die Entfaltung des Lebens wird delegiert vom Schöpfungsprozess, besitzt eine gemeinsame Sprache, und nutzt die gleichen chemischen Bedingungen, die der Erde. Erst durch die Vielzahl aller Arten von Lebewesen ist die Entfaltung des Lebens überhaupt möglich. Leben ist nur in der Gemeinschaft sinnvoll erlebbar. Mikroorganismen dienen allen mehrzelligen Wesen, die wiederum den Mikroben als Lebensgrundlage dienen. Damit euer »Biotop Erde« funktioniert, ist eine Verständigung aller Lebewesen untereinander notwendig.

Deshalb haben Teile eures Gesamtbewusstseins grundsätzlich die Fähigkeit, sich in die Kommunikation aller Lebewesen auf der seelisch-geistigen Ebene einzuklinken. Diese Fähigkeit ist nicht bei allen Menschen gleich. Das läuft auf unbewusster Ebene, und es gibt Talentierte und Untalentierte, so wie das bei euch auch im bewussten Leben der Fall ist.

Wir Menschen haben doch einen freien Willen. Wenn ich davon ausgehe, besteht meiner Auffassung nach die Möglichkeit, Mikroben mit einer Art Telepathie zu beeinflussen. Müsste es dann nicht Wege gegeben, krankmachende Mikroben so zu beeinflussen, dass sie uns keinen Schaden mehr zufügen können? Was sagst du dazu?

Lehmann: Du hast das selbst schon erreicht, mit deinen Imaginationen, als du vor zwei Jahren einen sogenannten resistenten Keim mit deinem Immunsystem eliminiert hast. Du hast das mit deinen mentalen Fähigkeiten erreicht und anschließend auch richtig beschrieben, also warum fragst du?

Weil ich die Idee habe, dass es mit einem Imaginationsprogramm möglich sein müsste, sich manipulativ in die Lebensprogramme der Viren und Bakterien so einzuklinken, dass sie keinen Schaden anrichten oder wir sie von uns fernhalten können.

Lehmann: Deine Idee hat ein gewisses Potenzial, weil das menschliche Bewusstsein durchaus die Fähigkeit hat, sich zum Mitgestalter und Botschafter weiterzuentwickeln. Doch die Verwirklichung wird euch schwerfallen, weil ihr den Sinn der Gemeinschaft aller Lebewesen nicht überblicken könnt. Erst wenn ihr erkannt habt, dass es keine schädlichen Lebewesen gibt, dass alle ohne Einschränkung ihren Sinn haben, werdet ihr zu Mitgestaltern. Es ist besser, eure Selbsterhaltungssysteme zu stärken, denn diese unterliegen dem Unbewussten, der Seele, und sie kennt die Sprache des Lebens.

Wenn ich darüber nachdenke, kann ich deinen Hinweis nur begrüßen. Unser biologisches Bewusstsein ist noch nicht reif genug, in die Schöpfung einzugreifen.

Lehmann: Deine Einstellung ist richtig, deshalb nochmals: Der Mensch ist an erster Stelle Botschafter des Lebens. Als Lebewesen mit einer Individualseele lernt ihr, eine Kommunikation mit der Schöpfung zu entwickeln. Mit eurem freien Willen könnt ihr zum Mitgestalter werden, mehr nicht.

Und wo es hinführen kann, wenn wir eingreifen, ohne die Zusammenhänge des Lebens mit seinen Bedürfnissen zu überblicken, sehen wir ja. Artensterben, Luftverschmutzung, Verschmutzung der Meere – und was aus den vielen Genmanipulationen wird, wissen wir auch noch nicht, wahrscheinlich ein weiteres Drama für die Lebensgemeinschaft hier auf der Erde. Schön wäre es, wenn es sozusagen eine Werkseinstellung gäbe, dann hätten die Verursacher wenigstens die Möglichkeit, etwas, das sie angerichtet haben, wieder rückgängig zu machen. Weil wir diesen

Reset-Knopf aber nicht haben, muss leider die Lebensgemeinschaft Erde mühselig lernen, sich an die Manipulationen und ihre Folgen anzupassen.

Du sagst, alles hat seinen Sinn, also auch das, was ich gerade über Umweltverschmutzung und Artensterben sagte?

Lehmann: Du schreibst in deinem Buch etwas über das Dienen, und genau in diesem Bereich liegt euer tragisches Fehlverhalten. Die Natur mit den vielen Lebewesen dient eurem Leben, weil in eurer Gemeinschaft aller Lebewesen im gegenseitigen Dienen die Grundlage eurer Evolution liegt. Deshalb ist jedes Handeln, das nicht der Gemeinschaft dient, kontraproduktiv. Die vielen Probleme, die ihr selbst erzeugt, entstehen, weil viele Menschen nicht hinterfragen, ob das, was sie denken, tun, erzeugen und herstellen, wirklich der Natur mit allen Lebewesen dient? Weil ihr nicht entsprechend handelt, erdenkt und produziert ihr Dinge, die dem Leben und der Natur Schaden zufügen.

Du hast doch selbst geschrieben, dass der Gemeinschaftssinn ein hohes Gut der menschlichen Entwicklung ist. Solange der Gemeinschaftssinn nicht von allen Menschen tätig gelebt wird, werdet ihr weiterhin Probleme erschaffen.

Und worin liegt hierbei der Sinn?

Lehmann: Ihr könnt nur den Sinn von etwas erkennen, wenn ihr wisst, was sinnlos ist. Euer Denken, Erkennen und Handeln beruht auf bipolarer Unterscheidung. Was Sinn für euch macht, erfahrt ihr nur über den Unsinn. Die Kunst liegt bei all euren Erkenntnissen und Entscheidungen darin, die Ausschläge, die Differenz zwischen Sinn und Unsinn, so klein wie möglich zu halten.

In der jetzigen Epoche der Menschheit, mit den vielen technischen Errungenschaften, sehe ich dramatische Belastungen bei Mensch und Natur. Durch Maschinen zur Energieerzeugung und eingesetzte Chemie wird die Natur in nie dagewesener Weise zerstört. Wann werden wir endlich über genügend Erfahrung und Wissen verfügen, um nicht länger solche Probleme herbeizuführen? Wann kommt ein Umdenken? Wann werden wir anfangen, im Einklang mit der Natur zu handeln? Wie siehst du das?

Lehmann: Eure Serie von Fehlentscheidungen wider die Natur hat ihren Zenit noch nicht erreicht, aber das Umdenken hat bereits begonnen. Wie wichtig für euch ein ausgeprägter Gemeinschaftssinn und entsprechendes Handeln ist, haben viele von euch schon erkannt. Umweltschutzbewegungen, Klimaschutz, Recycling von schädlichen Stoffen und vieles mehr zeigen, dass das jetzige Problem menschlichen Fehlverhaltens in der mangelnden Qualität der Menschenführung liegt. Es geht um die Gier nach Macht, und von einigen Machthabern und machtvollen Gruppen aus Politik, Wirtschaft, Banken und Wissenschaft wird immer weiter versucht, getrieben von dieser Gier, alles machbar zu machen, von dem sie glauben, dass es ihnen Nutzen bringt.

Aber viele Menschen leiden darunter. Ein Großteil meiner Patienten entwickelt psychosomatische Erkrankungen, weil sie unter mangelndem Gemeinschaftssinn oder unter unmenschlicher Menschenführung leiden. Mein Eindruck ist, dass durch die sich noch weiter ver-

netzende elektronische Datenverarbeitung, gepaart mit Künstlicher Intelligenz, alle vorhandenen Probleme noch zusätzlich verstärkt werden – und so kommen immer neue Probleme hinzu. Daran zeigt sich dann wohl, dass, wie du sagst, der Unsinn des menschlichen Fehlverhaltens seinen Zenit noch nicht erreicht hat?

Lehmann: Alle Errungenschaften aus Wissenschaft und Technik und der Digitalisierung, mit einer noch nie dagewesenen Datenspeicherung, sind Sinn und Unsinn, sind Fluch und Segen zugleich. Der Fluch liegt in der unkontrollierten Anwendung von Erkenntnissen, der Segen ist, dass ihr durch Schaden klug werdet. Das Problem dabei ist, dass die Schadensbehebung und Wiedergutmachung Generationen dauern wird. Die Kraft der Wiedergutmachung ist aber in euch angelegt, es ist die Liebe. Ihr liebt euer Leben und werdet alles daransetzen, das, was ihr liebt, nicht zu zerstören.

Du erlebst es bei deinen Patienten: Wenn die mangelnde Bereitschaft, dem Ganzen, Mensch und Natur, zu dienen, sie krank macht, setzt ein Hinterfragen ein. Euer Körper ist und bleibt ein Teil der Natur, und er zwingt euch zum Umdenken und Handeln. Wie ich schon sagte, ihr Menschen lernt über euren Körper, durch den Körper und mit dem Körper.

Du hast mehrfach betont, dass wir Botschafter des Lebens sind und zu Mitgestaltern werden können. Gleichzeitig sagst du, dass ihr geistigen Wesen eingreifen werdet, wenn wir mit unserem freien Willen die Natur und das Leben gefährden, weil wir nicht überblicken, welche Folgen unser Tun hat. Sind wir zurzeit karmisch gefährdet? Und wenn das so ist: Steht vielleicht eine geistige Eingreifgruppe bereit?

Lehmann: Eure Angst, dass Gott oder der Weltengeist strafend eingreift, ist menschlich. Alle Menschen sagen, denken oder tun dumme Sachen, und wenn ihr erkennt, welche Dummheit ihr gemacht habt, habt ihr Angst, dafür bestraft zu werden. Das ist ein ganz normales Verhalten in einer bipolaren Welt, und ihr habt eure Gesetze darauf zugeschnitten. Dieses Verhalten in eurer Welt beruht nur auf eurer Sichtweise, entstanden aus dem Blickwinkel des jetzigen Lebens.

Die Gesetze, die der Schöpfer gemacht hat, sprechen eine andere Sprache. Liebe und Gnade sind hier das Grundgesetz. Euer Schöpfer weiß, welche Schwierigkeiten ihr habt, als lernende Geistwesen eine biologische Intelligenz aufzubauen. Alle eure Erkenntnisse über die Bedingungen eures Lebens in einer durch Raum und Zeit beengten Sphäre werden nicht mit strafendem Blick, sondern mit liebevoller Achtung eurer Schwierigkeiten bedacht. Gerade in der jetzigen Epoche, mit ihren grandiosen Entwicklungen aufgrund der menschlichen Erkenntnis, wäre eine strafende Korrektur alles andere als sinnvoll. Weil ihr bereits Erkenntnisse über Ursache und Wirkung gewonnen habt, wird es, wenn es zu Korrekturen kommen muss, so geschehen, dass ihr den Unsinn eures Handelns erkennen und aufgrund eures Wissens die Verantwortung und Regulierung übernehmen werdet.

Viele Menschen werden sagen: Wir müssen der Natur helfen, damit sie nicht länger unter den Folgen menschlichen Unvermögens leidet.

Da stimme ich dir zu. Ich begegne immer mehr Menschen, die in Naturschutzbewegungen engagiert sind. Es ist ein Umdenken zu sehen, und die Politik bemüht sich, durch Gesetzgebung die

Verursacher der Naturschäden zu stoppen. Es wird, wie du sagst, ein Generationenproblem sein, mit mahnender Aufklärung den Schaden zu begrenzen.

Aber jetzt habe ich noch eine ganz andere Frage an dich: Immer wieder wird über unbekannte Flugobjekte berichtet, viele Menschen glauben an Besuche von Außerirdischen, doch bisher gibt es dafür keine konkreten Beweise. Kannst du oder darfst du darüber etwas sagen?

Lehmann: Die Außerirdischen, die die Erde besuchten und besuchen werden, sind euren wissenschaftlichen Erkenntnissen in ihrer Entwicklung weit voraus. Sie beherrschen die Gravitation, sind in der Lage, diese aufzuheben, und das Gleiche gilt auch für die Zeit, mit anderen Worten, sie sind in der Lage, in begrenztem Maße das Raum-Zeit-Kontinuum zu verlassen. Mit ihren Erkenntnissen sind sie deshalb fähig, größte Entfernungen im Weltraum zu überbrücken. Zeit und Geschwindigkeit sind für Sie kein Hindernis.

Bei der Vielzahl von Millionen Planetensystemen allein in unserer Milchstraße ist für mich die Wahrscheinlichkeit sehr groß, dass es intelligente Wesen mit sehr unterschiedlicher Entwicklung geben dürfte, auch Wesen, die noch viel mehr können, als Raum und Zeit zu beherrschen. Kannst du darüber etwas sagen?

Lehmann: Es gibt in eurem Kosmos Lebewesen, die wie ihr im Raum-Zeit-Kontinuum leben. Einige höher entwickelte Lebensformen haben, wie schon erwähnt, das Raum-Zeit-Kontinuum überwunden und beherrschen das interstellare Reisen. Unter diesen gibt es wiederum Wesen, die das Astralreisen, wie ihr es kennt, weiterentwickelt haben und nicht nur ihre Seele, sondern auch ihren Körper auf Reisen schicken können. Sie sind sogar in der Lage, ihren Körper und ein Fluggerät ohne Zeitverzögerung mit auf ihre Reisen zu nehmen.

Ich habe selbst schon einige Astralreisen erlebt. Ich möchte sie eigentlich lieber Seelenreisen nennen, aber das bringt mich auf eine Idee: Möglicherweise kann man sich auf diese Weise ja die unglaublichen Flugfähigkeiten sogenannter UFOs erklären. Ich weiß, auf einer Astralreise sind alle Geschwindigkeiten von langsam bis zu unerklärlichem Höchsttempo möglich, und auch abrupte Richtungswechsel gelingen problemlos. Nicht nachvollziehen kann ich jedoch, wieso die Seele als geistige Wesenheit in der Lage ist, dafür den physischen Körper oder sogar ein materielles Fluggerät zu verwenden?

Lehmann: Du weißt doch und hast es selbst schon erlebt, dass einige Geistheiler in den menschlichen Körper hineingreifen können, ohne dass bei einem solchen Eingriff biologische Empfindungen auftreten. Diesen Vorgang gilt es zu erweitern, auf ein größeres Umfeld auszudehnen. Höher entwickelte Wesen haben diese Fähigkeit bereits erlernt.

Zum Phänomen der Geistchirurgie hat Oskar mir einmal erklärt, dass um die Hände dieser begabten Heiler ein höherdimensionales Feld entsteht. Dieses Feld verdrängt die Materie und schließt sich wieder, wenn die Hände aus dem Körper herausgezogen werden.

Hierzu die Frage: Ist dieser von einigen Heilern erzeugte Vorgang mit dem identisch, was du über die Sternenreisenden sagst?

Lehmann: Es ist der gleiche Prozess, nur mit einer höheren Dynamik und gepaart mit dem Können, das du bei deinen Astralreisen erlebt hast.

Also werden auch wir Menschen diesen Vorgang irgendwann einmal beherrschen?

Lehmann: Ja, das ist möglich, wenn es im Sinne eurer Entwicklung angestrebt wird. Dazu ist aber ein Wissen notwendig, das ihr noch nicht habt. Die erste Barriere, die euer Bewusstsein überwinden muss, besteht darin, dass ihr zunächst einmal lernen müsst, den Faktor Zeit als eine weitere Dimension zu verstehen und zu beherrschen.

Der folgende Entwicklungsschritt wäre dann, die weiteren Dimensionen fünf und sechs in ihren Gesetzmäßigkeiten verstehen und beherrschen zu lernen.

Was kann ich mir denn unter der fünften und sechsten Dimension vorstellen?

Lehmann: Vorhin erklärte ich dir das Wirken der Urenergie auf die Urmaterie, und dabei ging es um vier einwirkende pulsierende Felder. Diese vier weiteren Felder, die ihr noch nicht kennt, repräsentieren vier weitere Dimensionen, die maßgeblich zum Erhalt eurer vier Dimensionen beitragen. Die fünfte Dimension ist für Materialisation und Entmaterialisation zuständig. Die sechste Dimension bewirkt, dass alle Elementarteilchen einschließlich der dafür notwendigen Energie sich nach den festgelegten Gesetzen verhalten. Ich möchte dich aber noch einmal darauf hinweisen, dass diese weiteren Dimensionen in keiner Weise mit euren Dimensionen zu vergleichen sind.

Diese Wesen, die unsere vierte Dimension, die Zeit, und die fünfte und sechste Dimension beherrschen, sind also in der Lage, ihren Körper aufzulösen und an einem anderen Ort neu entstehen zu lassen. Ihre Fähigkeiten gehen demnach so weit, dass sie auch ein Fluggerät teleportieren können. Werden wir Menschen uns in diese Richtung entwickeln?

Lehmann: Noch seid ihr nur Botschafter. Erst wenn eure Erkenntnisse über den Sinn der Schöpfung sich weit genug entwickelt haben und euer Bewusstsein erlernt hat, was der Schöpfer von euch erwartet, werdet ihr zu Mitgestaltern.

Das Mitgestalten aus der physischen Intelligenz heraus ist dabei genauso differenziert, wie es bei euch die beruflichen Aktivitäten sind. Es kann demzufolge durchaus sein, dass die menschliche Entwicklung ganz andere Formen des Mitgestaltens hervorbringt.

Die Reinkarnation beschäftigt mich noch: Muss sich unser Bewusstsein zunächst so weit entwickeln, dass wir die weiteren vier Dimensionen verstehen, ehe wir aus dem Reinkarnationszyklus austeigen können?

Lehmann: Viele Seelen werden es so wollen, andere steigen schon vorher aus. Ihr habt den freien Willen, wie ihr der Schöpfung dann als Geistwesen dienen wollt. Ihr könnt eure Entwicklung mit eurem Schulsystem vergleichen, mit den verschiedenen Bildungswegen.

Bis dahin müssen wir zuerst unsere Hausaufgaben in unserer Welt erledigen, und wenn ich mir dieses ganze Dilemma ansehe, wird das wohl noch mehrere Generationen dauern.

Lehmann: Die meisten von euch benötigen noch viele Reinkarnationen, aber einige Menschen sind auch schon recht fortgeschritten in ihrer Entwicklung.

Sie haben allerdings das Problem, dass sie sich nur schwer anderen mitteilen können, weil sie nicht verstanden oder ihre Talente nicht erkannt werden. Das liegt ganz einfach daran, dass es für das, was sie können oder erklären wollen, keine Worte oder verständliche Erklärungen gibt, geschweige denn allgemein anerkannte Gesetzmäßigkeiten.

Das verstehe ich gut. Ich war bei einigen Gesprächen zwischen Wissenschaftlern und Geistheilern, die Gewebe auflösen und bilden können, dabei. Die Wissenschaftler hatten keine Erklärung, wie so etwas geht, und der Heiler spricht von geistigen Helfern, die kein anderer wahrnehmen kann. Es sind Wirkungsweisen aus einer anderen Welt, die auf unser physisches Bewusstsein einwirken. Der Vorgang bei der Geistheilung ist unsichtbar, nur die Wirkung des Geistes auf die Materie wird zur Realität. Deshalb bin ich meinen geistigen Freunden so dankbar für die vielen Erklärungen und hoffe, dass ich von euch, meine lieben Freunde aus der geistigen Welt, noch mehr erfahren darf über den Sinn des Lebens und unserer Wohin und Vorher.

Zum Beispiel wüsste ich gern, was eigentlich Bewusstsein ist.

Lehmann: Diese Frage kann ich dir leider nur unzureichend beantworten, und wenn überhaupt ein wenig, dann angepasst an die begrenzte Wahrnehmung des Menschen. Bewusstsein ist Gott, ist seine Schöpfung.

Das kann ich mir nicht so richtig vorstellen?

Lehmann: Alles was ist, ist die Schöpfung Gottes, in allen Dimensionen, ganz ohne Ausnahme. Alles was ist, ist durchdrungen von Bewusstsein. Mit Hilfe eures intellektuellen Vorstellungsvermögens könnt ihr das schöpferische Bewusstsein wahrnehmen, und zwar indem ihr die Natur mit ihren Gesetzen erforscht und verstehen lernt.

Dann wäre unser Bewusstsein begrenzt auf unsere biologische Wahrnehmung, also auf unsere Sinneseindrücke und unser Denken?

Lehmann: Wie ich dir schon sagte, habt ihr Menschen ein Teilbewusstsein. Ihr erlebt es in der Selbstverwirklichung des physischen Lebens mit einer begrenzten Sichtweise, gebunden an einen vierdimensionalen Kosmos mit seinen in eurer Welt herrschenden Gesetzen.

Können wir denn überhaupt Antwort auf die Frage bekommen, wie Bewusstsein zu verstehen ist?

Lehmann: Nur in begrenzter Form. Bewusstsein entsteht nach Gottes Plan und nach den von Gott erschaffenen Gesetzen. Euer Blick ist aber begrenzt, weil ihr nicht mehr als vier Dimensionen mit ihren Gesetzen kennt.

Haben wir eine Möglichkeit, aus unserem auf vier Dimensionen begrenzten Wissen herauszukommen?

Lehmann: Durchaus. Die Menschheit ist an einer Schwelle der Erkenntnis angelangt und wird die Grenzen der euch prägenden Gesetze verschieben.

Wenn wir über den Tellerrand unserer Erkenntnis blicken, werden wir dann erfahren, was Bewusstsein ist?

Lehmann: An erster Stelle werdet ihr erkennen, wie begrenzt eure Sicht der Schöpfung eigentlich ist. Mehrmals sagten wir dir, dass euer begrenztes menschliches Bewusstsein an das Raum-Zeit-Kontinuum gebunden ist, weil ihr nur ein Teil der Schöpfung seid. Erst wenn ihr euch dafür entscheidet, dass euer Gehirn und damit auch euer Denken ein Instrument des Geistes ist, und ihr im weitesten Sinne erkennt, dass euer Bewusstsein vom Geist erdacht wird, ändert sich eure Sichtweise darüber, was Bewusstsein wirklich ist.

Ich bin mir nicht ganz sicher, was der Unterschied von Geist und Bewusstsein ist, kannst du mir das bitte erklären?

Lehmann: Verstehe mich nicht falsch. Meine Antwort dient dazu, dir Wissen so zu vermitteln, wie du es gegenwärtig begreifen kannst. Das Bewusstsein sind die Gesetze, die Richtlinien der Schöpfung. Der Geist ist der kreative Teil, der göttliche Plan, der innerhalb des gesetzlichen Rahmens (= Bewusstsein) in allen Dimensionen die Schöpfung verwirklicht.

Demnach wäre, auf unsere Welt bezogen, unser physischer Körper der Rahmen für Bewusstsein und der Geist unsere Selbstverwirklichung. Liege ich da richtig?

Lehmann: Sehr vereinfacht beschrieben trifft das zu.

Dann verstehe ich das richtig? Nach deinen Aussagen hat unser Kosmos vier Dimensionen und die Zwischenebene vier weitere. Danach gibt noch es vier Dimensionen auf der geistigen Ebene. Nun meine Frage: Sind unsere vier Dimensionen eine Art Spiegelbild des Ganzen, also aller drei Mal vier Dimensionen? Handelt es sich bei dem, was unsere Sinneseindrücke uns über unsere Welt vermitteln, um ein Gleichnis für die gesamte Schöpfung?

Lehmann: Du hast die Gesetzmäßigkeit »Wie oben so unten, wie außen so innen« doch bereits verstanden.

Warum fragst du also?

Dann durchdringt das Bewusstsein alle zwölf Dimensionen?

Lehmann: Die gesetzlichen Strukturen des Bewusstseins gelten für alle zwölf Dimensionen.

Ohne die von Gott selbst erschaffenen Gesetze (= Bewusstsein) könnte der Geist nicht wirken.

Wie kann ich mir das menschliche Bewusstsein vorstellen?

Lehmann: Auf diese Frage möchte ich mit einem Gleichnis antworten. Eure Computer haben eine materielle Struktur ohne eigenes Bewusstsein, aber hergestellt sind sie aus Materialien nach den Gesetzen eurer materiellen Welt. Weil die materielle Komponente des Computers den gesetzlichen Strukturen entspricht, kann ein Mensch mit seinem biologischen Bewusstsein ihn programmieren. Ein Programmierer nutzt wiederum die mathematischen und energetischen Gesetze eurer Welt. Das menschliche Bewusstsein übt also eine schöpferische Tätigkeit aus. Jede schöpferische Tätigkeit muss sich an die vorhandenen Gesetze halten und auch Gesetze berücksichtigen, die außerhalb eurer Sichtweite liegen.

Bewusstsein ist demnach eine vom Schöpfer gegebene Programmierung in Form von Gesetzen, in deren Rahmen sich der Geist verwirklicht? Wenn ich das auf unsere Welt übertrage, wäre unser Bewusstsein ohne Geist nicht vorhanden. Wenn ich glaube, ich habe Bewusstsein, dann nur deshalb, weil der Geist diese gesetzlichen Strukturen nutzt und mit Leben erfüllt. Demnach wäre Leben Bewusstsein.

Lehmann: Das siehst du aus deiner Sicht richtig. Leben kann nur entstehen, wenn Bewusstsein, nennen wir es ein Strukturbild der göttlichen Gesetze, vorhanden ist. Leben kann sich entwickeln, eine Evolution sich entfalten, wenn der Geist das vorhandene Bewusstsein nutzt. Hinzufügen möchte ich, dass Bewusstsein viele Grundstrukturen für den Geist bilden kann, zum Beispiel für leblose oder belebte Materie in eurem vierdimensionalen Kosmos. Dabei kann Bewusstsein auch eine multidimensionale Struktur haben.

Die Beseelung ist aber etwas anderes?

Lehmann: Die Beseelung ist die Verwirklichung des Geistes in eurem auf vier Dimensionen begrenzten Kosmos. Bitte verstehe: Alles, was die Seelen erwirken, ist schöpferischer Geist, ist eine Verwirklichung des Geistes in einem auf eure Welt begrenzten Bewusstsein.

Weil du dich außerhalb unserer vierdimensionalen Welt befindest, benötigst du wahrscheinlich keine Seele.

Liege ich richtig in der Annahme, dass die Beseelung nur auf unsere vier Dimensionen ausgerichtet ist?

Lehmann: So ist es. Ich bin, wie ihr mich nennt, ein Geistwesen. Das seid ihr auch, nur mit dem Unterschied, dass eure Wirkungsstätte ein verdichteter Raum ist, mit begrenzten Schwingungen, die vollkommen anders sind, als es in meinen überdimensionalen »Raum« der Fall ist.

Würde meine Seele sich in deinen Dimensionen zurechtfinden?

Lehmann: Selbstverständlich, sie muss ja aus einem noch höheren Raum des Geistes Informationen transzendieren. Deine Seele beherrscht die »Sprache« des Geistes, die des Zwischenraumes sowie die Gesetzmäßigkeiten eures Kosmos.

Hat die Seele ein Bewusstsein, so wie ich es verstehe?

Lehmann: Sie hat ein Bewusstsein, das sich stark von deinem unterscheidet. Ihr Bewusstsein ist hauptsächlich darauf ausgerichtet, die Gesetze einzuhalten, die Bewusstsein entstehen lassen. Auf dieser Grundlage vermittelt sie alle Informationen.

Weil Bewusstsein einzig und allein im Rahmen der von der Schöpfung kreierten Gesetze möglich ist, erlaube ich mir, diese Frage zu stellen: Kann Bewusstsein auch außerhalb dieses gesetzlichen Rahmens entstehen?

Lehmann: Außerhalb der Schöpfungsgesetze entwickeln sich ständig Tendenzen, Bewusstsein zu entwickeln. Das ist in einem bipolaren Universum zu erwarten.

Doch diese außerhalb des gesetzlichen Rahmens stattfindenden Ansammlungen von Bewusstsein enden meistens im Chaos oder sie vergehen, lösen sich auf.

Jetzt verstehe ich auch eure Aufgabe. Weil wir Menschen noch nicht in der Lage sind, mit unserem Teilbewusstsein alle Gesetze zur Stabilisierung unserer Handlungen einzuhalten, helft ihr uns aus einer höheren Dimension, mit multidimensionalem Überblick, unsere chaotischen Handlungen möglichst in Grenzen zu halten.

Herzlichen Dank an euch alle,
ihr geistigen Helfer und Schutzengel!

Horst Krohne

Danksagung

Mein Dank für das Niedergeschriebene gilt nicht nur der geistigen Welt. Er erstreckt sich auf alle, die mir geholfen und es möglich gemacht haben, meine Wissenslücken zu füllen.

Ein besonderer Dank geht an meine geliebte Frau Anneli, die mir den Rücken freihielt und mir die Zeit gab, dieses für mich sehr ungewöhnliche Buch zu schreiben.

Ich hoffe sehr, Sie haben hier Antworten auf Ihre Fragen gefunden. Die vermittelten Inhalte entstanden zum größten Teil im meditativen Dialog mit geistigen Helfern.

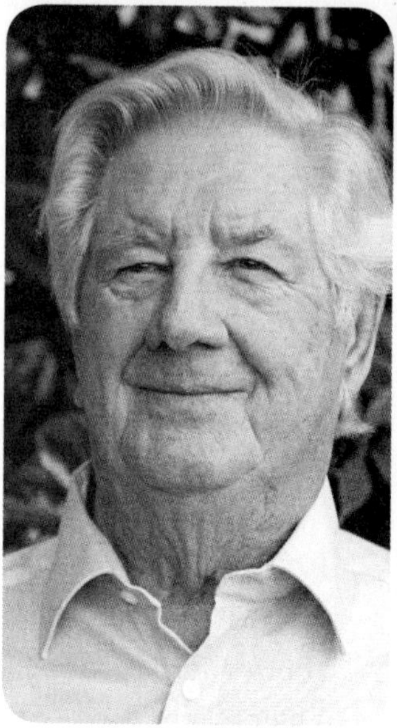

Horst Krohne,

Gründer der Schule der Geistheilung nach Horst Krohne®, unterrichtet ein wissenschaftlich fundiertes System, das jedem Menschen die Möglichkeit gibt, geistige Heilweisen zu erlernen und auszuüben. Der Erfolg seiner Lehrmethoden und seiner vielen bisher erschienenen Bücher, darunter *Geheimnis Lebenskalender*, *Organsprache-Therapie*, *Neue Sicht des Geistigen Heilens* und *Die 12 Programme des Bewusstseins*, machten ihn zum angesehensten deutschen Geistheiler.

Nach einer Lehre als Feinoptiker für astronomische Instrumente/Spiegelteleskope mit Abschluss der Meisterprüfung erlernte der 1934 in Berlin Geborene auf dem zweiten Bildungsweg die Betriebs- und Verkaufspsychologie, der er eine Ausbildung zum Kosmobiologen/Astrologen sowie zum Radiästhesisten folgen ließ. Bereits 1970 stieg er aus dem Wirtschaftsleben aus und eröffnete das »Zentrum für Lebenshilfe« mit Hotel auf Teneriffa. Acht Jahre lang studierte er dort mit Heilern aus allen Kulturkreisen das Phänomen des Geistigen Heilens und begann 1985 in Deutschland, Österreich und der

Schweiz mit seiner Lehrtätigkeit auf den Gebieten Radiästhesie, Heilmeditation und Geistiges Heilen.

Durch seine eigene mediale Begabung und Chakra-Sichtigkeit gelang es ihm, bei vielen Menschen die Selbstheilungskräfte und heilerischen Fähigkeiten zu aktivieren. Seine Bekanntheit wuchs noch durch Fernsehauftritte im ARD, ZDF, auf RTL und ARTE. Einladungen als Referent führten ihn zu internationalen Kongressen und Messen und anderen Heiler-Veranstaltungen, wie etwa den Basler PSI-Tagen.

Gemeinsam mit Ärzten, Psychologen und Psychiatern erarbeitete er das Lehrprogramm der *Schule der Geistheilung nach Horst Krohne®*, die er 1998 gründete und deren Programm schon seit Anfang der 2000er Jahre von Dozenten der Schule europaweit als Aus- und Fortbildung im Bereich der Geistheilung mit Abschlusszertifikat gelehrt wird. Mit Unterstützung seiner 2021 verstorbenen Frau Anneli, die ihm auch bei den Seminaren stets mit großem Engagement zur Seite stand, etablierte er den seit 2001 bestehenden jährlich abgehaltenen »Internationalen Heiler-Kongress« und rief 2006 das Fachmagazin der Schule, den *Heilspiegel*, ins Leben.

Horst Krohne verstarb mit fast 91 Jahren am 14. Januar 2025. Zehn Jahre zuvor hatte er noch die Horst-Krohne-Stiftung gegründet zur Förderung der Wissenschaft und Forschung auf dem Gebiet der alternativen Heilmethoden.

Heilervermittlung:
www.Schule-der-Geistheilung.de
Office@Schule-der-Geistheilung.de

Werkverzeichnis

zusammengestellt von
Michael Nagula & Sigrun Grabbert-Jeß

Bücher

1999 *Die Schule der Geistheilung*, Ansata • ISBN 978-3-7787-7202-7 [HC, vergriffen]

2001 *Das kleine Buch der Geistheilung. Symptome, Krankheiten und ihre Behandlung*, mit Gertraud Erlinger, Verlag der Buchhandlung Wrage, Hamburg • keine ISBN ausgewiesen [Broschüre, vergriffen]

2002 *Handbuch für heilende Hände. Das A-Z der Übertragung von Heilenergie*, Ansata • ISBN 978-3-7787-7223-6 [Paperback, vergriffen]

2003 *Organsprache-Therapie. Neueste Methoden der Geistheilung in Verbindung mit Aura und Meridianen*, Ansata • ISBN 978-3-7787-7238-6 [HC, vergriffen]

2003 *Die Schule der Geistheilung*, Ansata • ISBN 978-3-7787-7202-7 [Paperback, vergriffen]

2004 *Geheimnis Lebenskalender. Heilen mit dem Gedächtnis des Energiekörpers*, Ansata • ISBN 978-3-7787-7268-3 [HC, vergriffen]

2005 *Das Hausbuch der Geistheilung. Soforthilfe bei Alltagsbeschwerden, Unfällen und chronischen Leiden*, Ansata • ISBN 978-3-7787-7292-8 [HC, vergriffen]

2006 *Neue Sicht des Geistigen Heilens. Zur Behandlung psychosomatischer Erkrankungen*, AMRA • ISBN 978-3-939373-01-8 [HC, Vorwort von Anneli Krohne-Hösbacher, vergriffen, eBook weiterhin erhältlich]

2007 *Geistheilung ist ansteckende Gesundheit. Wie und warum Heilung durch Energie funktioniert*, Ansata • ISBN 978-3-7787-7328-4 [HC, Vorwort von Dr. Ernst Joachim Haas, vergriffen]

2009 *Geistheilung mit dem Lebenskalender. Wie Sie Belastungen und Blockaden aus dem Gedächtnis Ihres Energiekörpers löschen*, Heyne • ISBN 978-3-453-70122-9 [Tb, vergriffen]

2009 *Das Hausbuch der Geistheilung. Soforthilfe bei Alltagsbeschwerden, Unfällen und chronischen Leiden*, Heyne • ISBN 978-3-453-70132-8 [Tb, vergriffen]

2010 *Geistheilung – Dialog mit der Seele*, Allegria • ISBN 978-3-7934-2186-3 [HC, Vorwort von Antonie Peppler, vergriffen]

2011 *Heilende Hände bei Allergie. Mit Geistheilung Allergien überwinden*, Allegria • ISBN 978-3-54874-537-4 [Tb, vergriffen]

2012 *Geheimnis Lebenskalender. Heilen mit dem Gedächtnis des Energiekörpers*, Ansata • ISBN 978-3-7787-7473-1 [HC, vergriffen]

2012 *Organsprache-Therapie. Neueste Methoden der Geistheilung in Verbindung mit Aura und Meridianen*, Heyne • ISBN 978-3-453-70205-9 [Tb, vergriffen]

2012 *Handbuch für heilende Hände. Das A-Z der Übertragung von Heilenergie*, Ansata • ISBN 978-3-778-77461-8 [Tb]

2013 *Der Geist, der mich rief. Vom Wirken der göttlichen Kraft*, Ansata • ISBN 978-3-7787-7481-6 [HC, vergriffen; als Tb im Selbstverlag ohne ISBN für Schüler erhältlich unter Info@Schule-der-Geistheilung.de]

2013 *Geistheilung – Dialog mit der Seele*, Allegria • ISBN 978-3-54874-583-1 [Tb, Vorwort von Antonie Peppler, vergriffen]

2014 *Ansteckende Gesundheit. Die faszinierenden Chancen der Geistheilung*, Heyne • ISBN 978-3-453-70265-3 [Tb, Vorwort von Dr. Ernst Joachim Haas, vergriffen]

2018 *Die Zwölf Programme des Bewusstseins. Geistiges Heilen und der Sinn des Lebens*, AMRA • ISBN 978-3-95447-185-0 [HC, Vorwort von Silke & Volker Finger, Nachwort von Angelika Mayrhofer-Battlogg, auch als eBook]

2020 *Ich möchte wissen, um zu helfen! Wie mediale Durchgaben die Heilung unterstützen*, AMRA • ISBN 978-3-95447-442-4 [HC, auch als eBook]

2022 *Neue Sicht des Geistigen Heilens. Jede Krankheit ist heilbar*, AMRA • ISBN 978-3-95447-511-7 [HC, Vorwort von Anneli Krohne-Hösbacher & Horst Krohne, Neuausgabe mit doppeltem Umfang, auch als eBook]

2022 *Die Geistige Schöpfung des Lebens. Mediale Botschaften über die Entstehung der Welt*, AMRA • ISBN 978-3-95447-550-6 [HC, auch als eBook]

2022 *Das Hausbuch der Geistheilung. Soforthilfe bei Alltagsbeschwerden, Unfällen und chronischen Leiden*, AMRA • ISBN 978-3-95447-515-5 [HC, überarbeitete Neuausgabe, auch als eBook]

2023 *Geistheilung – Dialog mit der Seele*, AMRA • ISBN 978-3-95447-560-5 [HC, Vorwort von Antonie Peppler, überarbeitete Neuausgabe, auch als eBook]

2023 *Die Zwölf Dimensionen des Lebens. Wie das Universum und unser Bewusstsein aufgebaut sind*, AMRA • ISBN 978-3-95447-673-2 [HC, Vorwort von Jürgen Fliege, auch als eBook]

2024 *Geheimnis Lebenskalender. Heilen mit dem Gedächtnis des Energiekörpers*, AMRA • ISBN 978-3-95447-513-1 [HC, überarbeitete Neuausgabe, auch als eBook]

2025 *Geistheilung ist ansteckende Gesundheit. Wie Heilung durch geistige Energie funktioniert: Fakten – Hintergründe – Chancen*, AMRA • ISBN 978-3-95447-558-2 [HC, Vorwort von Dr. Ernst Joachim Haas, Nachwort von Michael Nagula; überarbeitete Neuausgabe, auch als eBook]

Bücher in Vorbereitung

2025 *Der Geist, der mich rief. Vom Wirken der göttlichen Heilkraft. Autobiografie eines Heilers*, AMRA • ISBN 978-3-95447-558-2 [HC, überarbeitete Neuausgabe, auch als eBook]

2026 *Heilende Hände bei Allergie. Mit Geistheilung Allergien überwinden*, AMRA • ISBN 978-3-95447-562-9 [HC, überarbeitete Neuausgabe, auch als eBook]

2026 *Die Schule der Geistheilung. Wie jeder Mensch das Geistige Heilen erlernen kann*, AMRA • ISBN 978-3-95447-552-0 [HC, Vorwort von den Dozenten der Schule; überarbeitete Neuausgabe, auch als eBook]

2027 *Organsprache-Therapie. Neueste Methoden der Geistheilung in Verbindung mit Aura und Meridianen*, AMRA • ISBN 978-3-95447-556-8 [HC, überarbeitete Neuausgabe, auch als eBook]

2027 *Handbuch für heilende Hände. Das A-Z der Übertragung von Heilenergie*, AMRA • ISBN 978-3-95447-554-4 [HC, überarbeitete Neuausgabe, auch als eBook]

CD-Aufnahmen

2004 *Selbstheilung durch Chakra-Meditation*, gesprochen von Horst Krohne, Ansata • ISBN 978-3-7787-7269-0 [CD, vergriffen]

2007 *Meridian Heilmeditationen*, gesprochen von Horst Krohne, Ansata • ISBN 978-3-7787-7340-6 [CD, vergriffen]

2008 *Farbmeditation*, gesprochen von Horst Krohne [Doppel-CD, Bezug über »Schule der Geistheilung«]

2008 *Chakrenmeditation*, gesprochen von Horst Krohne [CD, Bezug über »Schule der Geistheilung«]

2013 *»Ist Geistiges Heilen erlernbar?«, Vortrag auf dem 1. Internationalen Kongress für Geistiges Heilen am 21./22. April 2007 in Hannover*, Nymphenburger Verlagshaus [CD]

2022 *Meridianmeditation*, gesprochen von Horst Krohne [Doppel-CD, Bezug über »Schule der Geistheilung«]

Kartenset

2004 *Auroskop. Erkennen Sie Ihre Aura-Farben!*, Ansata • ISBN 978-3-7787-7261-4 [Kartenset, vergriffen]

2015 *Auroskop. Die Aura messen, deuten, harmonisieren*, Ehm Welk Buchhandlung • ISBN 978-3-9434-8731-2 [Kartenset, deutsch und englisch; Nachdruck ohne ISBN, Bezug über »Schule der Geistheilung«]

DVDs und Filme

2012 *Die Heiler – der Film*, mit Horst Krohne und anderen geistigen Heilern, Lanakila Film [DVD]

2013 *Horst Krohne. Ich möchte wissen, um zu helfen. Filmportrait eines großen Heilers*, Lanakila Film [DVD]

2014 *Burnout. Eine Chance zum Neubeginn*, mit Horst Krohne, Lanakila Film [DVD]

2014 *Schule der Geistheilung nach Horst Krohne. Die größte Geistheilerschule Europas*, Lanakila Film [DVD]

2019 *Die Übersinnlichen. Das geheimnisvolle Potenzial der Seele*, mit Horst Krohne, Mystica Filme [DVD]

Vergriffene Bücher von Horst Krohne sind im AMRA Verlag als überarbeitete Neuausgaben in Vorbereitung. Sie können sich über den Veröffentlichungsstand informieren, wenn Sie auf www.AmraVerlag.de im Suchfeld das Stichwort »Horst Krohne« eingeben.

Bei Fragen zu Inhalten der Bücher und anderen Produkten wenden Sie sich bitte an Info@Schule-der-Geistheilung.de.